Ratgeber Binge-Eating-Störung

Ratgeber zur Reihe Fortschritte der Psychotherapie
Band 47

Ratgeber Binge-Eating-Störung

Prof. Dr. Brunna Tuschen-Caffier, Prof. Dr. Anja Hilbert

Brunna Tuschen-Caffier
Anja Hilbert

Ratgeber Binge-Eating-Störung

Informationen für Betroffene und Angehörige

hogrefe

Prof. Dr. Brunna Tuschen-Caffier, seit 2007 Lehrstuhlinhaberin für Klinische Psychologie und Psychotherapie an der Universität Freiburg und zudem Leiterin der an den Lehrstuhl angegliederten psychotherapeutischen Hochschulambulanz für psychische Störungen des Kindes-, Jugend- und Erwachsenenalters. Des Weiteren ist sie Vorsitzende der Institutsleitung und Geschäftsführerin des Freiburger Ausbildungsinstitutes für Kinder- und Jugendlichenpsychotherapie (Fakip) sowie Mitglied im Leitungsgremium des Freiburger Ausbildungsinstitutes für Verhaltenstherapie (FAVT).

Prof. Dr. Anja Hilbert, seit 2010 Professorin für Verhaltensmedizin an der Universitätsmedizin Leipzig und deren Klinik für Psychosomatische Medizin und Psychotherapie und leitet den Forschungsbereich Verhaltensmedizin am Integrierten Forschungs- und Behandlungszentrum AdipositasErkrankungen und an der zugehörigen interdisziplinären Adipositasambulanz für Erwachsene, Kinder und Jugendliche.

Bibliografische Information der Deutschen Nationalbibliothek
Die Deutsche Nationalbibliothek verzeichnet diese Publikation in der Deutschen Nationalbibliografie; detaillierte bibliografische Daten sind im Internet über http://dnb.dnb.de abrufbar.

Hogrefe Verlag GmbH & Co. KG
Merkelstraße 3
37085 Göttingen
Deutschland
Tel. +49 551 999 50 0
Fax +49 551 999 50 111
info@hogrefe.de
www.hogrefe.de

Umschlagabbildung: © stock.adobe.com / vaaseenaa
Satz: Franziska Stolz, Hogrefe Verlag GmbH & Co. KG
Druck: mediaprint solutions GmbH, Paderborn
Printed in Germany
Auf säurefreiem Papier gedruckt

1. Auflage 2022

(E-Book-ISBN [PDF] 978-3-8409-2225-1; E-Book-ISBN [EPUB] 978-3-8444-2225-2)
ISBN 978-3-8017-2225-8
https://doi.org/10.1026/02225-000

Inhalt

Vorwort

Dieser Ratgeber soll Menschen, die unter wiederkehrenden Essanfällen und anderen Symptomen einer Binge-Eating-Störung leiden, sowie deren Angehörige über das Symptombild, den Verlauf und wirksame Behandlungsmöglichkeiten dieser Essstörung informieren.

Menschen mit der Binge-Eating-Störung fühlen sich dem Essen regelrecht ausgeliefert und essen im Rahmen der Essanfälle deutlich mehr als bei normalen Mahlzeiten. Es ist allerdings bekannt, dass viele Menschen hin und wieder Heißhungerattacken haben, während derer sie mehr essen als üblicherweise. Aber das allein macht noch keine Binge-Eating-Störung aus. Wir beschreiben in diesem Ratgeber, wann genau es sich um eine Essstörung von Krankheitswert handelt, welche Ursachen dies haben kann und was man dagegen tun kann.

Bei der Beschreibung des Vorgehens in der Psychotherapie rücken wir die *kognitive Verhaltenstherapie* ins Zentrum, denn diese gilt nach den aktuell gültigen Behandlungsleitlinien als *Methode der ersten Wahl* für die Behandlung der Binge-Eating-Störung. Anschließend gehen wir darauf ein, was man selbst tun kann und wie Angehörige helfen können.

Freiburg und Leipzig, März 2022

B. Tuschen-Caffier
und *A. Hilbert*

1 Binge-Eating-Störung – Was ist das?

Rund zwei Prozent der Menschen der Weltbevölkerung erkranken irgendwann in ihrem Leben an einer Binge-Eating- oder Essanfallsstörung. Die Erkrankung zählt zu den Essstörungen und beginnt meistens im Jugend- oder im jungen Erwachsenenalter. Frauen erkranken etwas häufiger an dieser Essstörung als Männer (im Verhältnis 3:2), aber die Krankheitsverläufe sind bei Frauen und Männern vergleichbar.

Typisch für diese Essstörung sind wiederkehrende Essanfälle, die mit einem Gefühl des Kontrollverlustes über das Essverhalten einhergehen. Der Begriff *Binge Eating* kommt aus dem Englischen und bedeutet genau genommen *Essgelage*. Dementsprechend beschreiben Menschen, die an dieser Essstörung leiden, dass sie während eines Essanfalls deutlich mehr essen als andere Menschen unter ähnlichen Umständen. Die Nahrungsmittel haben eine so starke Sogkraft, dass jeder Vorsatz, weniger zu essen, wirkungslos ist, sie sich dem Essen sozusagen ausgeliefert fühlen und keine Kontrolle mehr darüber haben, was und wie viel sie essen. Das folgende Fallbeispiel illustriert, was mit dem Kontrollverlust über das Essen bei Essanfällen gemeint ist:

Fallbeispiel

Vera L., 24 Jahre, Krankenschwester, beschreibt ihre Probleme mit dem Essen wie folgt: „Ich nehme mir immer wieder vor, mit diesen Essorgien aufzuhören, aber ich schaffe das nicht. Ich fühle mich dem Essen zeitweise total ausgeliefert. Wenn ich mich zum Beispiel nach einem anstrengenden Arbeitstag auf den Heimweg mache, spüre ich schon unterwegs diesen unglaublich starken Drang nach Essen. Ich sage mir zwar, dass ich mich zügeln muss und nicht zu viel essen darf, aber ich spüre schon dann, dass ich keine Kraft haben werde, diesen Drang nach Essen zu bändigen. Es ist wie eine Sucht, und wenn ich dann erst angefangen habe mit dem Essen, gibt es keinen Einhalt mehr. Ich esse dann alles Mögliche einfach wild durcheinander: Toastbrot mit Butter und Marmelade, Nudelauflauf, der noch vom Vortag im Kühlschrank steht, eine Tafel Schokolade, Chips, Cola, eine Packung Schokokekse und Eis, wenn wir welches im Eisschrank

> haben. Es kommt aber auch vor, dass die Essorgien nicht so chaotisch ablaufen; ich koche zum Beispiel ein leckeres Essen, nehme mir vor, nur einen Teller davon zu essen, wenn ich aber mit dem Essen angefangen habe, kann ich plötzlich nicht mehr damit aufhören und nehme mir immer wieder nach, bis alles aufgegessen ist. Manchmal denke ich, es wäre einfacher für mich, süchtig nach Alkohol zu sein. Dann hätte ich einfach keinen Alkohol zu Hause und würde erst gar keinen Schluck Alkohol trinken. Aber essen muss ich ja, um zu überleben, und das erfordert ja jeden Tag Kontrolle über das Essen, die ich aber nicht habe."

1.1 Wie erkennt man die Binge-Eating-Störung?

Man erkennt die Binge-Eating-Störung entsprechend dem internationalen Klassifikationssystem (Diagnostisches und Statistisches Manual Psychischer Störungen, DSM-5) daran, dass die Betroffenen *regelmäßig Essanfälle* haben, während derer sie das Gefühl haben, die *Kontrolle* über das Essverhalten zu *verlieren,* und eine *Nahrungsmenge* zu sich nehmen, die *deutlich größer* ist als das, was andere Menschen in einer ähnlichen Situation essen. „Regelmäßig" bedeutet, dass die Essanfälle mindestens *einmal pro Woche* auftreten und dass dies über mindestens *drei Monate* der Fall ist. Ein weiteres Merkmal der Binge-Eating-Störung ist, dass die daran erkrankten Menschen *Leidensdruck* wegen der Probleme mit dem Essen haben. Zudem sind die Essanfälle anhand von mindestens *drei* der folgenden *Merkmale* beschreibbar:

- Die Betroffenen essen während der Essanfälle wesentlich schneller als sonst.
- Sie essen bis zu einem unangenehmen Völlegefühl.
- Sie essen große Mengen an Nahrungsmitteln, obwohl sie nicht hungrig sind.
- Sie essen während der Essanfälle allein, da sie sich wegen der Essensmenge schämen.
- Sie erleben unangenehme Gefühle wie Ekel, Niedergeschlagenheit oder Schuldgefühle im Anschluss an die Essanfälle.

Erwähnenswert ist, dass nach einem Klassifikationssystem der Weltgesundheitsorganisation (WHO), das in der 11. Revision in Überarbeitung ist, sehr wahrscheinlich davon ausgegangen werden wird, dass bei Essanfällen nicht zwingend objektiv große Nahrungsmengen gegessen werden müssen, sondern dass Essanfälle auch dadurch gekennzeichnet sein können, dass eine Person das Gefühl hat, die Kontrolle über das Essen zu verlieren, und subjektiv den Eindruck hat, deutlich mehr oder anders zu essen als sonst, auch wenn die Nahrungsmenge objektiv nicht eindeutig größer ist als das, was andere Menschen unter vergleichbaren Umständen essen. Diese Veränderung in der Klassifikation ist auf Forschungsergebnisse zurückzuführen, die zeigen, dass vor allem der Kontrollverlust, weniger jedoch der Umfang der bei Essanfällen verzehrten Nahrungsmenge mit psychischem Leid einhergeht. Auch ist wichtig, festzuhalten, dass nach dieser neuen Version der Internationalen Klassifikation psychischer Erkrankungen (ICD-11) voraussichtlich mehr Menschen die Diagnose einer Binge-Eating-Störung erhalten werden als nach dem DSM-5 und somit eine von den Krankenkassen finanzierte Therapie ihrer Essstörung erhalten können. Da die ICD-11 aber noch nicht veröffentlicht ist, konzentrieren wir uns im Folgenden auf die veröffentlichte aktuelle Fassung des Klassifikationssystems DSM-5.

1.2 Wie unterscheidet sich die Binge-Eating-Störung von anderen psychischen Erkrankungen?

Es gibt andere psychische Erkrankungen, die Ähnlichkeiten mit der Binge-Eating-Störung aufweisen, da es einige Überschneidungen in den Symptomen gibt. Dennoch handelt es sich dabei um abgrenzbare Erkrankungen, die sich im Symptombild unterscheiden und für die auch eine andere Behandlung oder zumindest andere Akzente in der Behandlung erforderlich sein können. Es handelt sich vor allem um folgende Erkrankungen:

- *Bulimia Nervosa oder Binge-Eating-Störung?* Die Bulimia Nervosa (alltagssprachlich auch oft Ess-Brech-Sucht genannt) weist große Ähnlichkeiten mit der Binge-Eating-Störung auf. So kommen auch bei dieser Erkrankung regelmäßig Essanfälle vor, während derer die davon betroffenen Menschen die Kontrolle über das Essen verlieren, also nicht mit dem Essen aufhören können, und Nahrungsmengen essen, die größer sind als das, was üblich ist. Ein wesentlicher Unterschied zu Menschen mit der Diagnose einer Binge-Eating-Störung ist allerdings, dass letztere keine oder kaum Maßnahmen zur Kontrolle ihres Körpergewichtes einsetzen (z. B. willentlich Erbrechen herbeiführen, Abführmittel und/oder Entwässerungstabletten einnehmen, exzessiv Sport treiben, fasten). Allerdings setzen auch Menschen mit einer Binge-Eating-Störung gelegentlich derartige Strategien ein, um ihr Körpergewicht zu regulieren. Sie tun dies aber nur hin und wieder, also nicht so regelmäßig wie Menschen mit einer Bulimia Nervosa, die dieses Verhalten mindestens *einmal pro Woche* über mindestens einen Zeitraum von *drei Monaten* zeigen.

- *Übergewicht bzw. Adipositas oder Binge-Eating-Störung?* Um festzustellen, ob eine Person Übergewicht oder Adipositas hat, wird das Körpergewicht in Relation zur Körpergröße gesetzt. Diese Formel zur Berechnung des sogenannten Body-Mass-Index (BMI) dividiert also das Körpergewicht in Kilogramm durch die Körpergröße in Metern zum Quadrat (BMI = Körpergewicht in kg/Körpergröße in m^2). Ab einem BMI von 25 spricht man von Übergewicht, ab einem BMI von 30 liegt Adipositas (Fettleibigkeit) vor. Die Adipositas wird zudem in verschiedene Schweregrade unterteilt (Grad I: BMI = 30,0 bis 34,9; Grad II: BMI = 35 bis 39,9; Grad III ab BMI = 40; Hilbert, Brauhardt & Munsch, 2017). Etwa 90 % der Menschen, die an einer Binge-Eating-Störung leiden, haben zusätzlich zu ihrer Essstörung Übergewicht oder Adipositas; allerdings ist das Körpergewicht kein Kriterium für die Diagnosestellung. Um zu entscheiden, ob jemand eine Binge-Eating-Störung oder ausschließlich Übergewicht bzw. Adipositas hat, sollte zunächst geprüft werden, ob alle erforderlichen Kriterien für die Diagnose der Binge-Eating-Störung erfüllt sind (regelmäßige Essanfälle mit Kontrollverlust ohne gewichtskontrollierende Maßnahmen, mindestens drei typische Merkmale eines Essanfalls, Leidensdruck). Zudem kann die Einstellung gegenüber dem Körpergewicht und der Figur betrachtet werden: Die Bedeutung von *Figur* und *Gewicht* ist für Menschen mit Übergewicht oder Adipositas, die gleichzeitig an einer Binge-Eating-Störung leiden, deutlich höher als für Menschen, die zwar übergewichtig oder adipös sind, aber keine Binge-Eating-Störung haben. Des Weiteren leiden Menschen mit einer Binge-Eating-Störung häufig auch an anderen psychischen Erkrankungen wie Depressionen oder Angststörungen, während dies für Menschen mit Übergewicht oder Adipositas (aber ohne Binge-Eating-Störung) weniger häufig der Fall ist.
- *Depressive Störung oder Binge-Eating-Störung?* Auch bei anderen psychischen Störungen, wie z. B. Depressionen, kann es zu einer starken Appetitsteigerung bis hin zu Essanfällen mit Kontrollverlust und als Folge davon zu Gewichtszunahmen kommen. Wenn alle Kriterien für die Diagnose einer Binge-Eating-Störung sowie alle Kriterien für die Diagnose einer Depres-

sion (z. B. traurige Stimmung, Verlust von Interessen, Leidensdruck) vorliegen, leidet die betreffende Person vermutlich an beiden psychischen Störungen.

1.3 Womit geht die Binge-Eating-Störung einher?

Rund 80 % der Menschen, die an einer Binge-Eating-Störung leiden, weisen zusätzlich andere psychische Probleme bis hin zu psychischen Erkrankungen auf. Dabei stehen, wie bereits angesprochen, vor allem Depressionen und Angststörungen im Vordergrund. Des Weiteren kommen bei etwa 90 % der Betroffenen mit Binge-Eating-Störung häufig Übergewicht oder Adipositas als Begleit- oder Folgeprobleme vor. Auch leiden diese Menschen nicht selten an körperlichen Erkrankungen wie Diabetes mellitus Typ 2, Magengeschwüren oder Bluthochdruck, die im Zusammenhang mit der Adipositas stehen können. Zudem berichten die an einer Binge-Eating-Störung leidenden Personen über deutliche Einschränkungen in ihrer Lebensqualität, wie das folgende Fallbeispiel illustriert:

Fallbeispiel

Monika T., 26 Jahre, Studierende, beschreibt, dass sie durch ihre Binge-Eating-Störung erhebliche Einschränkung in ihrem Leben empfindet, die mit einem Verlust an Lebensqualität einhergeht: „Mein Essproblem kostet mich sehr viel Zeit. Sie müssen sich vorstellen, dass ich ja fast täglich damit beschäftigt bin, viel in mich hineinzustopfen. Da bleibt wenig Zeit für andere Dinge, die mir früher Spaß gemacht haben, z. B. Klavier spielen, sich mit Freundinnen und Freunden treffen, durch den Wald laufen. Auch verabrede ich mich eigentlich schon gar nicht mehr mit meinen Freundinnen und Freunden, weil ich Sorge habe, dass ich kurz vor dem Treffen in einen Essanfall hineingleiten könnte, und dann könnte ich meine Freundinnen und Freunden nicht hereinlassen – es wäre mir einfach zu peinlich, wie es dann in meiner Wohnung aussieht, überall steht Essen herum. Auch habe ich seit Beginn der Essprobleme ca. 8 kg an Körpergewicht zugenommen. Ich fühle mich so gar nicht mehr wohl und würde mich schämen, mich in dieser Form im Fitnessstudio zu zeigen. Früher bin ich gern dorthin gegangen. Alles in allem bleibt mir nur noch wenig, woran ich Freude habe.“

1.4 Wie ist der Verlauf dieser Erkrankung?

Bei der Binge-Eating-Störung können sich symptomfreie Phasen mit Phasen abwechseln, in denen das Vollbild der Essstörung vorkommt. Es kann auch hin und wieder vorkommen, dass Menschen mit der Diagnose dieser Essstörung gesund werden, ohne dass sie eine professionelle Behandlung in Anspruch genommen haben. Auch können bestimmte Selbsthilfe-Ansätze helfen, die sich an bewährten Strategien der Psychotherapie orientieren. Grundsätzlich ist es aber empfehlenswert, dass sich die an einer Binge-Eating-Störung leidenden Menschen um eine professionelle Psychotherapie bemühen. Die Heilungschancen durch eine Psychotherapie sind insgesamt betrachtet gut: So haben rund 50 % der Menschen, die eine Psychotherapie in Anspruch genommen haben, danach keine Essanfälle mehr (Hilbert et al., 2019).

2 Wie entsteht die Binge-Eating-Störung und warum geht sie nicht von allein weg?

Es gibt verschiedene Annahmen darüber, wie die Binge-Eating-Störung entsteht und wodurch sie aufrechterhalten wird. Am besten erforscht sind Erklärungen aus der *kognitiven Verhaltenstherapie*, sodass dieser Denkansatz hier in den Mittelpunkt gestellt wird.

Eine wesentliche Grundannahme der kognitiven Verhaltenstherapie ist, dass psychische Erkrankungen wie die Binge-Eating-Störung in der Regel *viele verschiedene Ursachen* haben, also multifaktoriell bedingt sind und nicht nur auf eine ganz bestimmte Ursache zurückgeführt werden können.

Des Weiteren wird davon ausgegangen, dass Ursachen oder Faktoren für die Entstehung psychischer Erkrankungen in unterschiedlichen Zeitfenstern des Lebens liegen können (vgl. Abbildung 1):

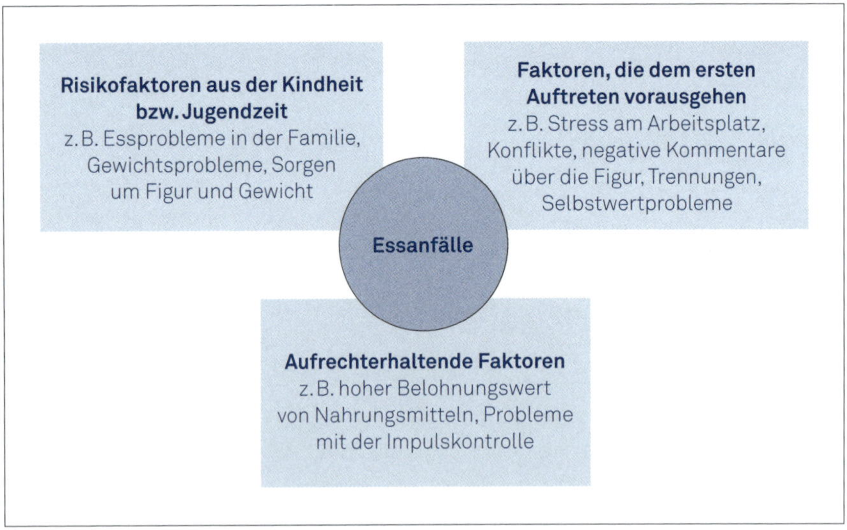

Abbildung 1: Einteilung der Faktoren für die Entstehung und Aufrechterhaltung einer Binge-Eating-Störung in unterschiedliche Zeitfenster

- Faktoren, die in der Lebensgeschichte weiter zurückliegen, also in der *Kindheit oder Jugendzeit* zu suchen sind (z. B. Belastungen in der Kindheit, Überessen in der Familie, schwere Erkrankung oder Tod eines Elternteils),
- Faktoren, die dem *ersten Auftreten der Erkrankung* mehr oder weniger unmittelbar *vorausgehen* (z. B. Herausforderungen an die Stressbewältigung wie der Auszug aus dem Elternhaus, der Beginn eines Studiums, die Beendigung der Lebenspartnerschaft),
- *aufrechterhaltende* Faktoren, die dafür sorgen, dass die Erkrankung nicht von allein wieder weggeht (z. B. Essanfälle als Ablenkung von unangenehmen Gefühlen).

Diese Unterscheidung der ursächlichen und aufrechterhaltenden Faktoren im Lebensverlauf ist sinnvoll, um herauszufinden, womit die Binge-Eating-Störung im jeweiligen Einzelfall zusammenhängt. Man kann damit besser einschätzen, warum man eine psychische Erkrankung wie die Binge-Eating-Störung entwickelt hat. Die Behandlung der Erkrankung muss sich dann aber nicht auf die Bearbeitung aller Ursachen richten, sondern es werden schwerpunktmäßig die Ursachen oder Themen aufgegriffen, die aktuell dafür verantwortlich sind, dass das Essproblem nicht wieder von allein weggeht. Im Folgenden beschreiben wir, was man über mögliche Ursachen und aufrechterhaltende Faktoren der Binge-Eating-Störung weiß. Wir verwenden bei der Auflistung möglicher Faktoren die Einteilung entsprechend den unterschiedlichen Phasen im Lebensverlauf.

2.1 Welche Rolle spielen lebensgeschichtlich weiter zurückliegende Faktoren?

Faktoren der frühen Kindheit und insbesondere der Jugendzeit können mitverantwortlich dafür sein, dass sich eine psychische Erkrankung wie die Binge-Eating-Störung ausbildet. Dies können Faktoren sein, die ganz allgemein als Risikofaktoren für die Entstehung psychischer Erkrankungen gelten, z. B. emotionale Vernachlässigung in der Kindheit, Gewalterfahrungen, sexueller Missbrauch, psychische Erkrankungen der Eltern, Verlust eines Elternteils durch Scheidung der Eltern oder durch Tod eines Elternteils sowie chronischer familiärer Stress (z. B. durch Arbeitslosigkeit, Armut, Migration).

Neben diesen generellen Risikofaktoren gibt es Faktoren, die speziell für die Entstehung von Esstörungen wie der Binge-Eating-Störung typisch sind. Wir gehen im Folgenden vor allem auf diese typischen Faktoren ein, gleichwohl wissend, dass im Einzelfall auch noch andere Faktoren wirksam sein können, die nicht nur für die Binge-Eating-Störung, sondern generell für die Entstehung psychischer Erkrankungen anfällig machen können. Wir gehen zum einen auf Mechanismen des Erwerbs eines Essproblems ein (Genetik, Lernen) und beschreiben zum anderen konkrete Faktoren (z.B. Gewichtsprobleme), die durch Vererbung oder durch Lernen vermittelt sein können.

Mechanismen des Erwerbs von Essproblemen

Vererbung. Die bereits bei der Geburt eines Menschen vorliegenden Faktoren, die im späteren Leben eine Binge-Eating-Störung begünstigen können, sind zunächst genetische, also angeborene Faktoren. Nach den bisher vorliegenden wenigen Studien könnten genetische Faktoren an der Entstehung dieser Essstörung mitbeteiligt sein. So tritt die Binge-Eating-Störung in bestimmten Familien gehäuft auf, sodass angenommen werden kann, dass Vererbung möglicherweise zusätzlich zu anderen Faktoren eine ursächliche Rolle spielt. Allerdings sind auch Lernerfahrungen für das familiär gehäufte Auftreten der Binge-Eating-Störung als ursächlich denkbar.

Lernerfahrungen. Wenn in einer Familie Verhaltensmuster vorliegen, wie zum Beispiel große Mengen an Nahrungsmitteln zu essen oder hochkalorische Nahrungsmittel gegenüber niedrigkalorischen Nahrungsmitteln zu bevorzugen, erhöht sich die Wahrscheinlichkeit, dass Kinder solche Verhaltensweisen nachahmen und für sich übernehmen. Man spricht dann von *Modelllernen.* Zudem kann es vorkommen, dass in Stresssituationen gegessen wird oder Süßigkeiten als Tröster eingesetzt werden; in solchen Situationen kann die Erfahrung gemacht werden, dass durch das Essen unangenehme Stimmungslagen verbessert werden, Nahrungsmittel also sozusagen die Funktion eines Stimmungsaufhellers gewinnen. Man spricht hier von *Lernen an den Konsequenzen* (operantes Lernen).

Auch können neutrale Reize, die erstmal gar nichts mit dem Essen zu tun haben, zu Hinweis- oder Auslösereizen für das Essverhalten werden, wenn diese Reize häufig mit der Nahrungsaufnahme gekoppelt sind. Wenn eine

Person zum Beispiel häufig zu essen beginnt, wenn sie am Schreibtisch sitzt, kann schließlich der Schreibtisch ein solcher Auslösereiz werden, der automatisch das Essverhalten auslöst, sobald sie sich an den Schreitisch setzt. In der Fachsprache wird das als *reizgesteuertes Lernen* (klassische Konditionierung) bezeichnet.

Risikofaktoren für den Erwerb von Essproblemen

Gewichtsprobleme. Bekanntlich geht die Binge-Eating-Störung sehr häufig mit Übergewicht bis hin zu schweren Formen der Adipositas einher. Es gibt aber auch Hinweise dafür, dass Gewichtsprobleme bereits vor dem Auftreten der Binge-Eating-Störung vorkommen. So wurden Personen, die an dieser Essstörung litten, nach ihrem Körpergewicht in der früheren Kindheit und Jugendzeit befragt; ein Ergebnis der Befragung war, dass viele dieser Personen bereits früher, also vor dem Beginn ihrer Essstörung, Gewichtsprobleme hatten. Als eine der möglichen Ursachen für Gewichtsprobleme kommen genetische Faktoren in Betracht. So ist aus neueren Studien bekannt, dass die Art und Weise, wie Hunger und Sättigung wahrgenommen werden, und welchen Belohnungswert das Essen für Menschen hat, durch genetische Faktoren mitbeeinflusst zu sein scheint. Auch ist aus Zwillings- und Adoptionsstudien bekannt, dass das Körpergewicht von adoptierten Kindern eher dem der leiblichen Eltern ähnelt als dem der Adoptiveltern. Allerdings ist auch hier nicht allein von einer genetischen Verursachung auszugehen, sondern Lernerfahrungen spielen ebenfalls eine wichtige Rolle bei der Hunger-und Sättigungswahrnehmung und bei der Frage, wie wichtig und belohnend Nahrungsmittel erlebt werden (z.B. durch das Essen von Süßigkeiten, wenn man traurig ist).

Essen mit Kontrollverlust (Loss of Control Eating). Unter Essen mit Kontrollverlust wird verstanden, dass eine Person unabhängig von der verzehrten Nahrungsmenge das Gefühl hat, die Kontrolle über das Essverhalten zu verlieren (d.h., subjektive und objektive Essanfälle werden zusammengefasst betrachtet, vgl. Kapitel 1.1). Es kann sich dabei also um Essanfälle handeln, bei denen die Betroffenen lediglich subjektiv das Gefühl haben, zu viel zu essen, ohne dass unüblich große Nahrungsmengen verzehrt werden, oder es können Essanfälle sein, die auch objektiv mit einer großen Nahrungsmenge als solche eingeordnet werden. Entscheidend ist, dass die Betroffenen das Gefühl des

Kontrollverlustes über das Essen haben. Es gibt Hinweise aus verschiedenen Längsschnittstudien, dass Kinder, die Essen mit Kontrollverlust zeigen, im Jugendalter oder Erwachsenenalter häufiger eine Binge-Eating-Störung entwickeln als Kinder, die kein Essen mit Kontrollverlust aufweisen.

Essprobleme in Familien. Forschungsergebnisse weisen darauf hin, dass *Probleme mit dem Essen* in der Familie (z.B. Symptome einer Bulimia Nervosa oder Ess-Brech-Sucht bei einem Elternteil) sowie *Gewichtsprobleme* von Familienmitgliedern (z.B. Übergewicht der Eltern) damit einhergehen, dass sich bei den Kindern Auffälligkeiten im Essverhalten ausbilden (z.B. heimliches Essen, wiederholtes Einsparen von Kalorien oder das Durchführen von Schlankheitskuren), die das Entstehen einer Binge-Eating-Störung im Erwachsenenalter begünstigen können. Als Mechanismen für Essprobleme in Familien kommen wiederum genetische oder Lernerfahrungen in Frage.

Merke

Folgende *Risikofaktoren* aus der Kindheit und Jugendzeit können später für die Entstehung der Binge-Eating-Störung bedeutsam sein:

- eigene Gewichtsprobleme in der Kindheit oder Jugendzeit (Übergewicht, Adipositas),
- eigene Essprobleme in der Kindheit oder Jugendzeit (z.B. Essen mit Kontrollverlust),
- elterliche Gewichtsprobleme (z.B. Übergewicht, Adipositas),
- Essprobleme in der Familie (z.B. Ess-Brech-Sucht, Einschränkung der Kalorienzufuhr).

Als *Mechanismen* im Zusammenhang mit den genannten Risikofaktoren werden

- genetische Faktoren (Vererbung),
- Lernerfahrungen (z.B. ungünstiges Essverhalten anderer Personen nachahmen) angenommen.

Neben den genannten *störungstypischen* Risikofaktoren können Risikofaktoren von Bedeutung sein, die *störungsübergreifend,* also ganz allgemein, für die Entstehung psychischer Erkrankungen von Bedeutung sind, wie z.B.

- emotionale Vernachlässigung in der Kindheit,
- Gewalterfahrungen, sexueller Missbrauch oder andere traumatische Erfahrungen,

- psychische Erkrankungen der Eltern,
- Verlusterfahrungen in Beziehungen (z.B. durch Tod, Scheidung der Eltern),
- chronischer familiärer Stress.

Auch die allgemeinen Risikofaktoren werden vermutlich über genetische Faktoren und/oder Lernerfahrungen vermittelt.

2.2 Welche Rolle spielen Belastungsfaktoren, die dem ersten Auftreten der Erkrankung vorausgehen?

Neben den ursächlichen Faktoren aus der Kindheit oder Jugendzeit sind auch Faktoren von Bedeutung, die dem ersten Auftreten der Essstörung zeitlich näher vorausgegangen sind. Dies können Veränderungen oder Belastungen sein, die beispielsweise im letzten Jahr vorkamen, bevor die Essanfälle zum ersten Mal auftraten. Dazu können zum einen *kritische Lebensereignisse,* also Umweltfaktoren, zählen, aber zum anderen auch in der Person liegende Faktoren, also z.B. *Verhaltensmerkmale* und *persönliche Stile im Umgang mit Belastungen,* die es schwer gemacht haben können, mit Herausforderungen oder Belastungen umzugehen:

- *Kritische Lebensereignisse oder Belastungen.* Studienbefunde deuten darauf hin, dass dem ersten Auftreten der Binge-Eating-Störung eine Reihe von Belastungen vorausgehen (z.B. familiäre Veränderungen), die zum Ausbruch der Erkrankung beitragen. So berichten Menschen mit dieser Essstörung häufig, dass sie im Vorfeld der Erkrankung Veränderungen in Beziehungen (z.B. Trennungen) und in der Familienstruktur (z.B. Auszug eines Familienmitgliedes), Stress am Arbeitsplatz, Familienstreitigkeiten oder missbräuchlichen Konsum von Substanzen (z.B. Alkohol, Medikamente, Drogen) von Seiten der Eltern erlebt haben. Zudem erinnern sich Menschen mit dieser Essstörung häufiger an kritische Kommentare anderer Personen über ihre Figur bzw. ihr Körpergewicht als Menschen ohne Essstörung.
- *Sorgen um Figur und Gewicht.* Ausgeprägte Sorgen um die Figur und das Körpergewicht sowie starke Unzufriedenheiten mit der Figur und dem Körpergewicht gehen den Selbstberichten der Betroffenen zufolge häufig der Ausbildung von Essstörungen voraus.

- *Selbstwertprobleme.* Befunde zum Selbstwert, die vor der Entstehung von Essstörungen erhoben wurden (längsschnittliche Studienbefunde), deuten darauf hin, dass Selbstwertprobleme (z. B. negative Selbsteinschätzungen wie „Ich kann nichts", „Ich bin dumm und hässlich", „Niemand mag mich") dem Auftreten von Essanfällen vorausgehen. Ein *niedriger Selbstwert* ist damit vermutlich an der Entstehung (und wahrscheinlich auch der Aufrechterhaltung) der Binge-Eating-Störung beteiligt.
- *Perfektionismus.* Menschen mit einer Binge-Eating-Störung berichten im Vorfeld des ersten Auftretens der Essstörung über mehr perfektionistische Persönlichkeitszüge (z. B. alles auf höchstem Standard erledigen wollen) als Menschen, die nicht an dieser oder einer anderen psychischen Störung leiden. Auch berichten sie über hohe Standards zur Zielerreichung auf Seiten ihrer Eltern.
- *Probleme im Bereich der Impulskontrolle.* Menschen mit einer Binge-Eating-Störung berichten im Vorfeld der Entstehung häufig über Probleme mit der Handlungskontrolle oder Selbstkontrolle (z. B. unüberlegt und überstürzt Dinge tun, die man hinterher bereut), die mit Folgeproblemen zusammenhängen können (z. B. ungewollte Schwangerschaften).

Merke

Folgende Faktoren können im Vorfeld des ersten Auftretens der Binge-Eating-Störung von Bedeutung sein.

Umweltfaktoren:
- belastende Lebensereignisse (z. B. Trennungen, kritische Kommentare zu Figur und Gewicht),
- hohe Standards zur Zielerreichung im familiären Umfeld.

In der Person liegende Faktoren:
- Persönlichkeitsfaktoren (z. B. Perfektionismus, Selbstwertprobleme),
- Sorgen um Figur und Gewicht,
- Essen mit Kontrollverlust (Loss of Control Eating),
- Probleme mit der Impulskontrolle.

Als Mechanismen, die dazu beitragen, dass die in der Person liegenden Faktoren erworben und für die Entstehung der Binge-Eating-Störung wirksam werden, kommen genetische Bedingungen wie auch Lernerfahrungen in Frage (vgl. Kapitel 2.1).

2.3 Warum geht das Problem mit dem Essen nicht wieder weg?

Wenn sich vor dem Hintergrund der Lebensgeschichte zu einer bestimmten Zeit ein Problem mit dem Essen ausgebildet hat, könnte das Problem grundsätzlich auch von allein wieder weggehen. Das würde allerdings voraussetzen, dass jene Faktoren (z.B. belastende Ereignisse, persönlicher Stil im Umgang mit Belastungen), die für das Essproblem verantwortlich sind, nicht länger wirksam sind. Dies kann auch mit Blick auf bestimmte Lebensereignisse tatsächlich der Fall sein. So können belastende Ereignisse, wie zum Beispiel die Trennung vom Lebenspartner bzw. von der Lebenspartnerin, zur Auslösung der Essanfälle geführt haben; die Traurigkeit über den Verlust kann beispielsweise ein Jahr später deutlich abgenommen haben, und die betreffende Person kann bereits eine neue Partnerschaft aufgebaut haben. Dies kann im Einzelfall dazu führen, dass auch die Essanfälle nicht mehr vorkommen. Oft ist dies allerdings nicht der Fall – stattdessen ist es häufig so, dass die Essanfälle und das Vollbild der Erkrankung weiterhin vorkommen, dass aber andere Belastungssituationen den Anlass für die Essanfälle bilden.

Reizgesteuertes Lernen. Es ist davon auszugehen, dass Lernerfahrungen nicht nur für den Erwerb, sondern auch bei der Aufrechterhaltung oder Chronifizierung der Erkrankung eine bedeutsame Rolle spielen: Beliebige Belastungssituationen (z.B. Grübeln über das eigene Aussehen, die Figur oder das Gewicht) werden als *Hinweisreize* gelernt, die zu Essanfällen führen (reizgesteuertes Lernen). Die Erfahrung, essen zu müssen, wenn man Stress hat, wird also bei jedem Essanfall, der infolge einer Belastungssituation stattfindet, das Verhaltensmuster weiter verfestigen.

Lernen anhand der „positiven" Konsequenzen der Essanfälle. Wenn zudem oft genug die Erfahrung gemacht wird, dass die mit Belastungen einhergehenden unangenehmen Stimmungslagen durch Essanfälle abgemildert oder verändert werden können, dann lernt die betreffende Person, dass Essanfälle wie Stimmungsaufheller oder Problemlöser wirken (Lernen aufgrund der positiven Folgen des Essverhaltens). Dies ist durchaus vergleichbar mit dem Konsum anderer Substanzen, z.B. Alkohol oder Drogen, durch die die Stimmung zumindest zeitweise aufgehellt werden kann.

Auch aus der klinischen Praxis ist bekannt, dass einige Menschen mit einer Binge-Eating-Störung über einen Zusammenhang zwischen *negativen Stimmungen* und *Essanfällen* berichten. So zählt beim Patienten Markus L. eine negative Stimmung zu einem der Hauptauslöser seiner Essanfälle:

Fallbeispiel

Markus L., 24 Jahre, beschreibt, dass seine Essanfälle vor allem abends auftreten. Tagsüber arbeite er als Verwaltungsangestellter in einem Büro. Er esse dort regelmäßig zusammen mit anderen Kolleginnen und Kollegen. Dies sei ein guter Schutz vor Essanfällen, denn in Begleitung anderer Personen komme er erst gar nicht in Versuchung, in einen Essanfall hineinzurutschen. Aber abends, sobald er seine Wohnung betrete, empfinde er einen starken Drang nach Essen. Die Wohnung sei, nachdem seine Freundin ihn verlassen habe und nicht mehr mit ihm zusammenwohne, ein ganz starker Auslöser für unangenehme Gefühle wie Sehnsucht nach der Ex-Freundin, Niedergeschlagenheit und Einsamkeit. Er halte diese Gefühle einfach nicht aus und stopfe sich sinnlos mit Essen voll, bis er müde und erschöpft aufs Bett falle. Das Essen sei einfach der einzige Trost für ihn, damit könne er seine Traurigkeit und Einsamkeit überspielen.

Das Beispiel deutet darauf hin, dass die Essanfälle von Markus L. vermutlich durch reizgesteuertes Lernen (Wohnung als Hinweisreiz für Essen) und durch Lernen an den Konsequenzen aufrechterhalten werden (Essen hilft, unangenehme Gefühle wie Sehnsucht nach der ehemaligen Freundin, Niedergeschlagenheit, Einsamkeit zu reduzieren).

Letztlich können zahlreiche Belastungssituationen und unangenehme Stimmungslagen zu Essanfällen führen. Demgegenüber ist es aber auch möglich, dass Essanfälle in ausgeglichener oder sogar positiver Stimmung, also ohne Notwendigkeit der Stimmungsaufhellung, durch *Hinweisreize* gesteuert werden, die sozusagen als Signalreize für die Nahrungsaufnahme gelernt wurden. Typisch für diese Gruppe von Hinweisreizen ist der bloße Anblick von Nahrungsmitteln, der für die betreffende Person sehr appetitanregend ist und einen hohen Belohnungswert erworben hat. So zeigen Befunde aus der Hirnforschung anhand bildgebender Verfahren, dass Menschen mit einer Binge-Eating-Störung im Unterschied zu psychisch gesunden Menschen auf Fotos von Nahrungsmitteln stärkere Hirnreaktionen aufwiesen. Zusammen mit den positiven Bewertungen der Nahrungsmittel („sehr appetitlich") deuten die Befunde darauf hin, dass Nahrungsmittel für Menschen mit einer Binge-Eating-Störung schon an sich (also ohne die Funktion der Stimmungsaufhellung) einen sehr hohen Anreiz- bzw. Belohnungswert haben. In ähnlicher Weise zeigen neuropsychologische Erhebungen, dass Menschen mit einer Binge-Eating-Störung beim Betrachten von Fotos mit *hochkalorischen* Nahrungsmitteln, nicht aber bei Fotos mit *niedrigkalorischen* Nahrungsmitteln, die stärksten Hirnreaktionen aufweisen. Dies war bei Menschen, die Übergewicht hatten, aber nicht an dieser Essstörung litten, nicht der Fall. Lerntheoretisch betrachtet scheint demnach bei Menschen mit einer Binge-Eating-Störung bereits der Anblick von Nahrungsmitteln einen hohen Belohnungswert zu haben.

Ein weiterer Auslöser für Essanfälle kann das Essverhalten außerhalb der Essanfälle sein („gezügelter" Essstil). Es ist bekannt, dass zumindest einige Menschen mit einer Binge-Eating-Störung zeitweise durch Kontrolle der Kalorienzufuhr versuchen, an Gewicht abzunehmen. Auch wenn sich in den meisten Fällen keine Hinweise auf körperliche Mangelzustände in Folge der eingeschränkten Nahrungszufuhr finden lassen, ist davon auszugehen, dass durch die Einschränkung der Nahrungszufuhr Heißhungergefühle entstehen und die Kontrolle über das Essverhalten erschwert wird. Dies kann sich im Vorfeld der Essanfälle z. B. darin äußern, dass die betreffenden Personen vermehrt ans Essen denken, sich ausgehungert fühlen oder daran denken, den Essanfällen Vorschub zu leisten (z. B. „Ist doch egal, jetzt kann ich doch auch essen" oder „Ich habe mich zwei Wochen lang zusammengerissen, jetzt habe ich ein ordentliches Essen verdient").

Merke

Warum geht die Binge-Eating-Störung nicht von allein wieder weg?

- Faktoren, die an der Entstehung der Binge-Eating-Störung beteiligt sind, sind häufig auch dafür verantwortlich, dass die Erkrankung nicht von allein wieder weggeht, z. B. belastende Lebensereignisse, Einstellungen und Verhaltensmuster wie häufige Sorgen um Figur und Gewicht oder ein ungünstiges Essverhalten (z. B. unregelmäßig und unausgewogen essen, impulsiv essen).

- Lernerfahrungen tragen zur Chronifizierung der Essstörung bei (z. B. bekommen Nahrungsmittel einen immer stärker werdenden Belohnungswert, und Essanfälle werden als Ablenkung von Problemen oder Stimmungsaufheller eingesetzt).

3 Was kann man gegen die Binge-Eating-Störung tun?

Seit 2010 gibt es in Deutschland eine Behandlungsleitlinie, die von sehr vielen Expertinnen und Experten aus verschiedenen Fachdisziplinen (z.B. Klinische Psychologie und Psychotherapie, Psychiatrie, Psychosomatik) entwickelt und 2018 aktualisiert wurde, sodass diese Behandlungsleitlinie den aktuellen Forschungs- und Erfahrungshintergrund auf dem Gebiet der Behandlung der Essstörungen widerspiegelt (AWMF online, 2018). Entsprechend dieser Behandlungsleitlinie ist die kognitive Verhaltenstherapie sehr gut erforscht und erfolgversprechend. Daher wird sie als Behandlungsverfahren der *ersten Wahl* für die Binge-Eating-Störung empfohlen. Zudem ist dieses Psychotherapieverfahren im deutschen Versorgungssystem als eines der Verfahren anerkannt, für die auf Antrag die Kosten von den Krankenkassen übernommen werden können. Des Weiteren können auch Selbsthilfeprogramme, die sich an der kognitiven Verhaltenstherapie orientieren, effektiv sein. Mit Blick auf die Psychotherapie und die Selbsthilfeansätze für die Binge-Eating-Störung beschreiben wir im Folgenden vorrangig die kognitive Verhaltenstherapie. Es wird ein Vorgehen dargestellt, das die beiden Autorinnen dieses Ratgebers entwickelt haben und welches gemeinsam mit anderen Kolleginnen und Kollegen in einer groß angelegten Therapiestudie an mehreren Standorten in Deutschland evaluiert wurde. Auf Alternativen zur kognitiven Verhaltenstherapie wird hingegen nur kurz eingegangen.

3.1 Wie sieht eine kognitive Verhaltenstherapie der Binge-Eating-Störung aus?

Ziel der Behandlung der Binge-Eating-Störung im Rahmen einer kognitiven Verhaltenstherapie ist es, die Kernsymptomatik der Essstörung, also die Essanfälle sowie die damit verbundenen Gefühle (z.B. Kontrollverlust beim Essen, Scham- und Schuldgefühle, Leidensdruck), zu verändern. Zudem zielt die Behandlung darauf ab, Probleme zu bearbeiten, die eventuell bereits an der Entstehung der Binge-Eating-Störung beteiligt waren und die für ihre

Aufrechterhaltung weiterhin von Bedeutung sein können. Dies können zum Beispiel fehlende Fertigkeiten zur Stressbewältigung, ungünstige Stile im Umgang mit negativen Emotionen, Selbstwertprobleme oder zwischenmenschliche Probleme sein. Zudem wird im Rahmen eines Gesamtbehandlungsplanes auch auf die Veränderung anderer psychischer Erkrankungen (z. B. Angststörungen, Depressionen) sowie auf Gewichtsprobleme (Übergewicht, Adipositas) abgezielt. Für diese zusätzlichen Probleme gibt es spezielle Behandlungsprogramme, die im Rahmen dieses Ratgeberbandes nicht beschrieben werden können. Stattdessen finden Sie im Anhang Literaturempfehlungen und in Kapitel 7 Hinweise auf weitere Quellen, die diese Themen aufgreifen.

Die Behandlung der Kernsymptomatik der Binge-Eating-Störung umfasst diagnostische Methoden und psychotherapeutische Interventionen, die im Folgenden ausführlich beschrieben werden.

3.1.1 Erfassung der Symptome einer Binge-Eating-Störung

Der psychotherapeutischen Behandlung geht immer eine umfassende Diagnostik voraus, innerhalb derer abgeklärt wird, ob es sich im jeweiligen Einzelfall tatsächlich um eine Essstörung im Sinne der Binge-Eating-Störung handelt und ob es andere behandlungsbedürftige Probleme gibt (z. B. Angststörungen, Depressionen, Gewichtsprobleme, körperliche Erkrankungen), die mit der Binge-Eating-Störung einhergehen und die bei der Planung und Durchführung der Psychotherapie berücksichtigt werden müssen. Wir gehen im Folgenden beispielhaft auf die diagnostische Erfassung der Kernsymptomatik der Binge-Eating-Störung ein, die anhand von diagnostischen *Befragungen* und *Tagebüchern* erfasst wird.

Diagnostische Befragungen

Im diagnostischen Gespräch oder in einem strukturierten Interview wird erfragt, ob die betreffende Person an *Essanfällen im klinischen Sinn* leidet oder ob sie lediglich subjektiv das Gefühl hat, zu viel zu essen. Unter einem Essanfall im klinischen Sinn wird verstanden, dass die daran leidende Person in einem bestimmten Zeitraum – in der Regel in einem Zeitraum von weniger als zwei Stunden – tatsächlich *mehr* isst, als die meisten Menschen in diesem Zeitraum und unter diesen Umständen essen würden, begleitet von einem Gefühl des Kontrollverlusts beim Essen.

Merke

- *Objektive Essanfälle:* Klinisch auffällige Essanfälle, bei denen eindeutig (objektiv) größere Nahrungsmengen gegessen werden, als andere Menschen unter vergleichbaren Umständen essen, verbunden mit dem Gefühl eines Kontrollverlusts über das Essverhalten.
- *Subjektive Essanfälle:* Essen einer subjektiv als groß empfundenen Nahrungsmenge, die nicht eindeutig (objektiv) größer ist als das, was andere Menschen unter vergleichbaren Umständen essen, verbunden mit dem Gefühl eines Kontrollverlusts über das Essverhalten.
- Werden objektive und subjektive Essanfälle zusammen betrachtet, spricht man von *Essen mit Kontrollverlust* (LOC – Loss of Control Eating).

Es ist nicht immer einfach, *subjektive* von *objektiven Essanfällen* zu unterscheiden, da alle Menschen unter bestimmten Bedingungen (z. B. ein Mittagessen bei einem Hochzeitsfest) mehr essen als sonst (z. B. ein ganz normales Mittagessen) und das subjektive Kontrollgefühl herabgesetzt sein kann (z. B. beim Fernsehen). Daher ist es sinnvoll, die Informationen über die jeweilige Situation, in der viel oder vermeintlich viel gegessen wurde, bei der Bewertung hinzuzuziehen, ob dies eine größere Nahrungsmenge war, als die meisten Menschen unter diesen Umständen essen würden.

Das Erleben eines *Kontrollverlusts über das Essverhalten* entspricht vom Phänomen her folgenden Beschreibungen von Patientinnen und Patienten:

- „Ich kann dem Essen einfach nicht widerstehen, ich fühle mich getrieben, alles aufzuessen."
- „Ich kann mit dem Essen einfach nicht mehr aufhören, wenn ich damit angefangen habe."
- „Nahrungsmittel haben eine unglaubliche Sogkraft auf mich."
- „Ich kann beim Essen einfach nicht widerstehen und esse alles auf, was ich vorfinde, obwohl ich vom Kopf her weiß, dass das nicht gut ist."

Je nachdem wie häufig die Essanfälle vorkommen, kann die Symptomatik im Hinblick auf den Schweregrad eingeschätzt werden als

- *milde* Symptomatik (1 bis 3 Essanfälle pro Woche),
- *moderate* Symptomatik (4 bis 7 Essanfälle pro Woche),
- *schwere* Symptomatik (8 bis 13 Essanfälle pro Woche) oder
- *extrem schwere* Symptomatik (mehr als 13 Essanfälle pro Woche).

Dabei ist festzuhalten: Kleine, aber häufig über den Tag verteilte Snacks erfüllen nicht notwendigerweise das Kriterium für einen Essanfall, auch wenn dieses Essverhalten als Problem empfunden werden kann (z. B. „Ich esse praktisch den ganzen Tag, immer wieder nasche ich mal hier mal dort. Einfach schrecklich, ich kann mich nicht beherrschen"). Wenn zugleich das Gefühl eines Kontrollverlusts vorliegt, könnten rein subjektive Essanfälle oder auch objektive Essanfälle vorliegen, die sich über mehrere Stunden erstrecken – dies sollte professionell abgeklärt werden. Es kann durchaus der Fall sein, dass ein Mensch mit der Diagnose einer Binge-Eating-Störung an einem Tag mehrere Essanfälle hat, die nicht immer klar voneinander abgrenzbar sind, sondern ineinander übergehen.

Des Weiteren ist ein *schnelles* Essverhalten zwar nicht selten mit Essanfällen verbunden, aber es ist nur eines von möglichen Symptomen, die mit Essanfällen einhergehen können. Auch Menschen ohne eine Binge-Eating-Störung können schnell essen, ohne dass dies als Essanfall im klinischen Sinn einzuschätzen ist.

Darüber hinaus erfragen die Behandlerinnen und Behandler, welche *Gefühle* (Scham, Schuld) mit den Essanfällen einhergehen und ob die betreffenden Personen *Leidensdruck* wegen der Essanfälle haben.

Schließlich wird erfragt, ob die betreffende Person es unterlässt, regelmäßig extreme Verhaltensweisen zu zeigen, die einer Gewichtszunahme im Zusammenhang mit den Essanfällen entgegenwirken sollen. Dies können Verhaltensweisen wie Fasten, exzessives Sporttreiben oder die Einnahme von Abführ- oder Entwässerungsmitteln sein. Zwar kann es vorkommen, dass eine Person mit einer Binge-Eating-Störung solche Verhaltensweisen gelegentlich zeigt, aber entsprechend der Diagnosekriterien für diese Essstörung kommen solche extremen Verhaltensweisen zur Kontrolle des Körpergewichtes nicht regelmäßig vor. Kommen derartige Verhaltensweisen bei einer Person regelmäßig vor (z. B. einmal pro Woche über einen Zeitraum von mindestens drei Monaten), liegt vermutlich eine andere Essstörung vor.

Tagebücher

Neben der Erfassung der *Kernsymptomatik* der Binge-Eating-Störung durch eine Befragung ist auch die *Selbstbeobachtung* des Essverhaltens und der auslösenden und aufrechterhaltenden Faktoren der Essanfälle anhand von *Tagebüchern* sehr nützlich für die Veränderung der Probleme mit dem Essen. Hier bieten sich zwei verschiedene Tagebuchverfahren an:

- *Ernährungstagebuch.* In diesem Tagebuch geht es darum, die *Mahlzeitenstruktur* und die *Zusammensetzung der Ernährung* zu erfassen sowie mögliche Zusammenhänge mit *belastenden Situationen* zu erkennen (vgl. Arbeitsblatt 2 im Anhang auf Seite 74–75). So wird jeweils eingetragen, *wann* und *was* gegessen wurde, in *welcher Situation* gegessen wurde (z. B. allein, in Gesellschaft, am Computer) und welche Gefühle damit verbunden waren. Im Rahmen der Behandlung werden die Tagebucheinträge systematisch ausgewertet im Hinblick auf die Verteilung der Makronährstoffe (ausgewogene oder einseitige Ernährung, z. B. zu hoher Anteil an Nahrungsfett) und im Hinblick auf die Mahlzeitenstruktur (Regelmäßigkeit, Verteilung der Mahlzeiten über den Tag, zeitliche Abstände zwischen den Mahlzeiten).
- *Essanfallstagebuch.* Dieses Tagebuch zielt darauf ab, anhand systematischer Selbstbeobachtung jene Bedingungen zu erkennen, die den Essanfällen vorausgehen oder die den Essanfällen folgen und damit eine Rolle bei der Aufrechterhaltung der Symptomatik spielen können (vgl. Arbeitsblatt 3 im Anhang auf den Seiten 76–78). Dies können Stresssituationen (z. B. Streit mit dem Partner bzw. der Partnerin, Konflikte am Arbeitsplatz) und damit einhergehende Gedanken und Gefühle (z. B. Ärger, Anspannung, Langeweile, Traurigkeit) sein. Durch die systematische Selbstbeobachtung wird allmählich erkennbar, welche Rolle die Essanfälle zum Beispiel bei der Stressbewältigung oder ganz allgemein beim Umgang mit Gefühlen spielen (z. B. Essanfälle als Ablenkung von Traurigkeit). Wenn regelhafte Muster erkennbar sind, kann die Psychotherapie darauf abgestimmt werden (z. B. bei Patientin A kommen die Essanfälle zumeist in Situationen mit Leistungsanforderungen vor, denen sie sich nicht gewachsen fühlt; bei

Patient B kommen die Essanfälle vor allem vor, wenn er von seiner Partnerin enttäuscht ist, sich nicht zutraut, offen mit ihr zu reden, und wenn er Angst hat, seine Partnerin zu verlieren).

Neben Tagebüchern kommen im Rahmen einer kognitiven Verhaltenstherapie der Binge-Eating-Störung häufig Fragebögen zur Einschätzung der Essstörungssymptomatik sowie allgemeiner psychischer Auffälligkeiten zum Einsatz. Welche Fragebogen häufig in der psychotherapeutischen Praxis genutzt werden, kann in der Leitlinie zur Diagnostik und Behandlung von Essstörungen in Erfahrung gebracht werden (AWMF online, 2018).

3.1.2 Behandlungsplan

Sobald alle diagnostischen Befunde vorliegen, werden diese an die jeweilige Person mit einer Binge-Eating-Störung zurückgemeldet, und es werden die Schlussfolgerungen besprochen, die sich daraus für die Behandlung ergeben. Dies erfolgt stets im Dialog zwischen der Behandlerin bzw. dem Behandler und der Patientin bzw. dem Patient. Ziel ist, dass die jeweilige Person eigenständig Schlussfolgerungen für sich daraus ziehen und überlegen kann, ob das Behandlungsangebot plausibel ist. Die Behandlung beinhaltet in der Regel die Normalisierung des Essverhaltens, ein Bewegungstraining zur Stabilisierung des Körpergewichtes, die Veränderung negativer Einstellungen und Gefühle gegenüber der Figur sowie den Ausbau der Bewältigungskompetenzen gegenüber Belastungen und Konflikten. Je nach indivueller Problemkonstellation werden diese vier Behandlungsbausteine individuell auf die jeweilige Problemlage eines Menschen mit einer Binge-Eating-Störung zugeschnitten.

Zum Abschluss der diagnostischen Phase sollten die Patientin bzw. der Patient und die Behandlerin bzw. der Behandler gemeinsam Argumente sammeln, die für oder gegen die Behandlung sprechen. Typischerweise werden folgende Argumente genannt, die dafür sprechen, eine aktive und veränderungsorientierte Therapie wie die kognitive Verhaltenstherapie zur Veränderung der Essstörung durchzuführen.

Argumente, die *für* eine kognitive Verhaltenstherapie als psychotherapeutisches Verfahren bei einer Binge-Eating-Störung sprechen:

- „Die Essstörung ist durch Lernen erworben worden; was gelernt wurde, kann auch wieder verlernt werden."

- „Diese Form der Psychotherapie zielt darauf ab, neues Verhalten zu lernen und ungesunde Verhaltensroutinen zu unterbrechen und zu verlernen."
- „Die Aufarbeitung der Vergangenheit spielt auch in dieser Form der Therapie eine gewisse Rolle, damit ich mir erklären kann, wie die Binge-Eating-Störung entstanden ist und warum sie nicht mehr weggeht. Die Behandlung ist aber die meiste Zeit auf das Hier und Jetzt und auf die Zukunft ausgerichtet."
- „Die Behandlungsform ist lösungsorientiert."
- „Die Behandlungsziele und das Vorgehen sind transparent."
- „Ich bin mein ‚eigener Pilot' bei der Behandlung, ich kann beeinflussen, wie schnell die Veränderung vorangeht oder nicht."
- „Die kognitive Verhaltenstherapie ist die Therapieform der ersten Wahl, da die Wirksamkeit in vielen sehr guten Studien nachgewiesen wurde. Ich bekomme also eine erstklassige Behandlung."
- „Ich habe gute Chancen, meine Probleme loszuwerden, wenn ich aktiv in dieser Psychotherapie mitarbeite."
- „Der erforderliche Behandlungszeitraum ist überschaubar."

Argumente, die *gegen* eine kognitive Verhaltenstherapie als psychotherapeutisches Verfahren bei einer Binge-Eating-Störung sprechen:
- „Trotz der in Studien erwiesenen Wirksamkeit ist es nicht 100 %ig sicher, dass die Therapie auch bei mir wirksam ist."
- „Die Therapie ist anstrengend, da ich meine gewohnten Verhaltensmuster aufgeben muss und der Therapieerfolg auch davon abhängt, wie gut ich in der Therapie mitarbeite."
- „Die Therapie passt nicht zu meiner jetzigen Lebenssituation: Ich habe zu viele andere ‚Baustellen', sodass ich mich darauf nicht einlassen könnte."
- „Die Therapie ist effektiv bei der Verringerung der Essanfälle, aber mein Übergewicht wird vermutlich bleiben oder sich nur wenig verringern. Ich werde also vemutlich nicht deutlich abnehmen, kann aber erreichen, dass ich nicht an Körpergewicht zunehme."
- „Auch wenn die Therapie bei mir gut verläuft, kann es in der Zukunft immer mal wieder zu einem Rückfall kommen."

Nachdem ein Behandlungsplan entwickelt wurde, die Vor- und Nachteile der Behandlung ausgiebig besprochen wurden und über alternative Behandlungsansätze aufgeklärt wurde, ist es empfehlenswert, dass sich die Behandlungssuchende Person ein paar Tage Bedenkzeit nimmt, damit sie sich aktiv für oder gegen die Behandlung entscheiden kann. Wenn die Entscheidung für die Therapie getroffen wurde, stellt die Behandlerin bzw. der Behandler in der Regel einen Antrag auf Kostenerstattung für die Behandlung an die Krankenkasse, und es werden andere formale Dinge geklärt (z. B. schriftliche Aufklärung und Einwilligungen zum Datenschutz). Wenn alle Voraussetzungen für die Behandlung erfüllt sind, erfolgt die eigentliche psychotherapeutische Behandlung, die sich meistens aus folgenden Bausteinen zusammensetzt:

- Normalisierung des Essverhaltens,
- Bewegungstraining und Stabilisierung des Gewichtes,
- Veränderung negativer Einstellungen und Gefühle gegenüber der Figur,
- Auf- bzw. Ausbau der Bewältigungskompetenzen gegenüber Belastungen und Konflikten.

3.1.3 Normalisierung des Essverhaltens

Dieser Behandlungsbaustein zielt darauf ab, dass die an einer Binge-Eating-Störung leidende Person ein *gesundes Essverhalten* in Bezug auf die Regelmäßigkeit des Essens, d. h. die *Abfolge der Mahlzeiten* (Frühstück, Mittagessen, Abendessen und ein bis zwei kleine Zwischenmahlzeiten), und den Genuss beim Essen erlernt. Sie erlernt auch ein gesundes Essverhalten in Bezug auf die *Ausgewogenheit der Mahlzeiten* mit Blick auf die Makronährstoffe (Kohlenhydrate, Proteine, Fette). Wichtig ist festzuhalten, dass dieser Behandlungsbaustein nicht darauf abzielt, durch eine Ernährungsumstellung an Gewicht abzunehmen. Dennoch kann eine regelmäßige, ausgewogene Ernährung dazu beitragen, dass sich das Körpergewicht stabilisiert und die betreffende Person nicht weiter an Gewicht zunimmt. Um das eigene Essverhalten zu beobachten und an der Regelmäßigkeit und Ausgewogenheit zu arbeiten, empfiehlt es sich, regelmäßig ein Ernährungstagebuch zu führen (vgl. Kapitel 3.1.1 und Arbeitsblatt 2 im Anhang auf Seite 74–75). Die Einträge sind ein wichtiges Hilfsmittel, um das eigene Essverhalten zu erkennen und zu verändern, und bilden auch eine wichtige Informationsquelle für weitere therapeutische Planungen.

Erstellen von Essensplänen. Beim Erstellen der Essenspläne wird darauf geachtet, dass sich die Mahlzeiten gleichmäßig über den Tag hinweg verteilen und nicht zu große Zeitabstände zwischen den Mahlzeiten liegen, die zu Heißhunger führen könnten. Die Zusammensetzung der Makronährstoffe sollte

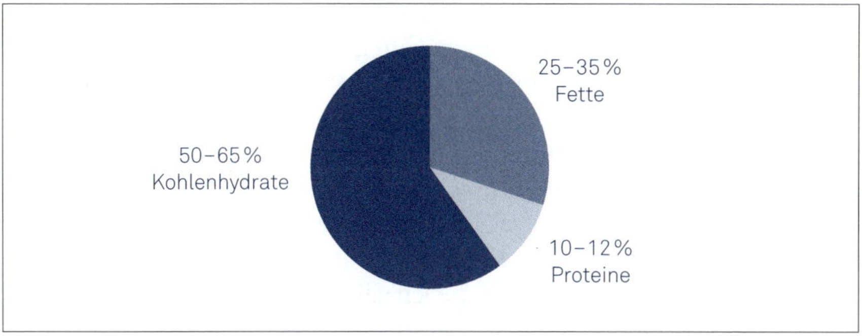

Abbildung 2: Verteilung der Makronährstoffe nach den Empfehlungen der Deutschen Gesellschaft für Ernährung (DGE)

sich an den Empfehlungen der Deutschen Gesellschaft für gesunde Ernährung orientieren (www.dge.de).

Im Rahmen einer kognitiven Verhaltenstherapie wird zudem gemeinsam mit der Person, die eine Psychotherapie machen möchte, detailliert und transparent vorausgeplant, an welchen bzw. wie vielen Tagen der bevorstehenden Woche strukturierte Essenstage stattfinden sollen. Insbesondere zu Beginn einer Psychotherapie wird die Psychotherapeutin bzw. der Psychotherapeut nach Möglichkeit an einigen der Mahlzeiten teilnehmen, um so den psychotherapeutischen Prozess aktiv unterstützen zu können.

Genussorientiertes Essen. Als ergänzender Baustein zur Normalisierung des Essverhaltens kann eine Anleitung zum genussorientierten Essen erfolgen. Dabei wird die Person mit einer Binge-Eating-Störung angeleitet, im Rahmen einer Genussübung während der Therapiesitzung eine kleine Köstlichkeit (z. B. eine Praline) langsam zu essen und dabei genau zu beschreiben, wie das Nahrungsmittel schmeckt, wie es sich im Mund anfühlt, wonach es duftet, wie es aussieht. Die Nahrungsmittel werden langsam und achtsam im Mund zerkaut, und es wird nach Worten gesucht, die den Geschmack am besten beschreiben können. Zu Übungszwecken, also um den Unterschied zwischen achtsamem bzw. genussorientiertem Essen und schnellem bzw. gierigem Essen zu verdeutlichen, kann der Patient bzw. die Patientin auch aufgefordert werden, Nahrungsmittel schnell zu essen und den Unterschied zum genussorientierten Essen zu beschreiben.

In der Konsequenz beinhaltet genussorientiertes Essverhalten im Alltag, bei den täglichen Mahlzeiten langsam zu kauen und kleine Bissen zu nehmen, achtsam zu erspüren, wie das Essen schmeckt, den Geschmack in Worte zu fassen oder eine kurze Pause beim Essen einzulegen. Voraussetzung dafür ist auch, die Essumgebung ansprechend zu gestalten (z. B. am Tisch und nicht aus Tüten essen, den Tisch ansprechend decken). Hilfreich zur Förderung des Genusses beim Essen ist es, Gedanken zu erarbeiten und einzuüben, die helfen können, sich Genuss im Alltag zu erlauben, wie:

- „Das gönne ich mir jetzt. Das habe ich verdient."
- „Das kann ich mir erlauben."
- „Ich genieße es, diese Praline im Mund zergehen zu lassen."
- „Diese Praline werde ich mit Achtsamkeit und Genuss essen. Das schmeckt gut und tut gut."

3.1.4 Bewegungstraining und Stabilisierung des Gewichtes

Wichtig für eine langfristige Stabilisierung des Körpergewichts ist, dass die Person lernt, ihr Körpergefühl positiv zu beeinflussen, indem sie sich regelmäßig und achtsam bewegt (z. B. durch Treppensteigen anstelle von Aufzugfahren). Damit geht es zunächst um die regelmäßige Steigerung von Bewegung im Alltag (z. B. mit dem Fahrrad zur Arbeit zu fahren, wenn dies möglich ist). Auch für eine Steigerung der körperlichen Bewegung werden positive Gedanken erarbeitet und trainiert, die es wahrscheinlicher werden lassen, den Lebensstil zugunsten von regelmäßiger Bewegung zu verändern. Aber es sollten auch sportliche Aktivitäten regelmäßig in den Alltag integriert und mit Blick auf den Erhalt der Gesundheit durchgeführt werden (z. B. gelenkschonende sportliche Aktivitäten wie Schwimmen oder Fahrradfahren).

Bei Übergewicht bzw. Adipositas als Begleitproblem der Binge-Eating-Störung können allerdings neben den gewichtstabilisierenden weitere gewichtsreduzierende Maßnahmen nötig sein (Hilbert, Brauhardt & Munsch, 2017). So können ab einem Body-Mass-Index (BMI; vgl. auch Kapitel 1.2) von 30 (Adipositas Grad I) bzw. ab einem BMI von 28 bei vorliegenden Folgeerkrankungen des Übergewichts zusätzlich zu den verhaltenstherapeutischen Maßnahmen zur Veränderung des Ernährungs- und Bewegungsverhaltens auch gewichtsreduzierende Medikamente eingesetzt werden. Ab einem BMI von 40 bzw. ab einem BMI von 35 beim Vorliegen von Folgeerkrankungen der

Adipositas sind zusätzlich zu den verhaltenstherapeutischen Maßnahmen chirurgische Maßnahmen (z.B. Magen-Bypass, Schlauchmagen) zu erwägen.

3.1.5 Veränderung negativer Einstellungen und Gefühle gegenüber der Figur

Viele Menschen mit einer Binge-Eating-Störung haben eine sehr negative Haltung gegenüber ihrer Figur bzw. ihrem Körpergewicht, die Anlass für negative Stimmungen und Auslöser für Essanfälle sein kann. In diesen Fällen ist es sinnvoll, eine entspanntere Haltung gegenüber dem eigenen Körper aufzubauen. Durch verschiedene Übungen im Rahmen einer solchen *Körperbildtherapie* lernen die betreffenden Menschen, sich mit sich selbst zu versöhnen, indem sie ihr Aussehen bzw. ihre Figur nicht mehr einseitig im Sinne von Schlanksein oder Dicksein beurteilen und auf die Suche danach gehen, was sie attraktiv, sympathisch und einzigartig macht.

Eine der Methoden der Körperbildtherapie ist die Körperbildexposition. Bei diesem Behandlungsbaustein werden die Patientinnen und Patienten gebeten, sich wiederholt und langandauernd (in der Regel ca. 40 bis 60 Minuten bei jedem Termin) in einem großen Spiegel (idealerweise mit zwei Flügeln) anzuschauen, der die Betrachtung des Körpers in seiner gesamten Größe erlaubt. Zunächst tragen die Personen mit einer Binge-Eating-Störung dabei ihre ganz normale Alltagskleidung, bei den weiteren Übungen tragen sie Kleidung, die die Körperformen gut erkennen lässt (z.B. einen eng anliegenden Gymnastikanzug oder einen Badeanzug). Durch gezielte Fragen und gezielte Vorgaben der Psychotherapeutin bzw. des Psychotherapeuten wird die Aufmerksamkeit der Personen mit einer Binge-Eating-Störung von Kopf bis Fuß auf alle Körperpartien gelenkt, und sie werden aufgefordert, genau in Worte zu fassen, was sie sehen. Ein solcher Dialog könnte zum Beispiel so beginnen:

> „Ich stelle mir gerade vor, ich wäre eine Malerin/ein Maler und möchte aufgrund Ihrer Beschreibung ein Bild von Ihnen malen. Vielleicht beginnen wir mit dem Kopf und dort mit den Augen. Wie sehen Ihre Augen aus? Welche Farbe haben die Augen? Wie wirken Ihre Augen heute? Müde? Interessiert? Wach?“

Oder:

„Vielleicht schauen Sie mal genau in den Spiegel, gehen vielleicht noch ein wenig näher an den Spiegel. Beschreiben Sie, wie Ihre Nase aussieht. Sieht man z. B. die Poren, ist die Nase eher spitz oder breit ..."

Oder im weiteren Verlauf der Körperbildexposition:

„Beschreiben Sie doch bitte, wie Ihr Bauch aussieht? Wölbt er sich weit nach vorne? Ist er weich oder straff?"

Oder:

„Ja, das ist bei mir angekommen, dass es sehr schwer für Sie ist, so genau auf Ihren Bauch zu schauen, den Sie gar nicht mögen ... Wollen Sie nochmal versuchen, mir die Form genau zu beschreiben, sodass ich mir Ihren Bauch in meiner Rolle als Malerin/Maler gut vorstellen und ihn einzeichnen kann?"

Bei jeder Übung wird darauf geachtet, dass die Dauer hinreichend lange ist, sodass auch starke Gefühle (z. B. Ekelgefühle gegenüber dem Körper) zum Ausdruck gebracht und allmählich verändert werden können. So gelingt es den Patientinnen und Patienten allmählich, neben den negativen Äußerungen über ihren Körper auch neutrale oder vielleicht sogar positive Körpermerkmale zu beschreiben. Die Übungen können ferner zu verschiedenen Tageszeiten durchgeführt werden, um den Einfluss des Sättigungsgrades (z. B. vor und nach einer Mahlzeit) auf die Figurwahrnehmung und Figurbewertung zu berücksichtigen.

Es ist zu erwarten, dass durch die Übungen zunächst intensive negative Gefühle gegenüber dem Körper „wach" werden; dies ist ein Zeichen dafür, dass die Übungen wichtig sind und zu wirken beginnen. Durch ein wiederholtes Anschauen des Körpers und durch Unterlassen des Vermeidungsverhaltens können sich die negativen Gefühle allmählich verändern, und es können neue Sichtweisen und Gefühle in Bezug auf den Körper entstehen. Idealerweise wird durch die Übungen erreicht, dass sich die betreffenden Menschen nicht global (hässlich, hübsch, dick, dünn) bewerten, sondern sehr detailreich ihre äußere Erscheinung beschreiben. Selbstverständlich entstehen dabei auch intensive Gefühle, die ebenfalls zum Ausdruck gebracht werden dürfen. Aber die Gefühle dürfen nicht dazu führen, dass die Menschen mit einer Binge-Eating-Störung vermeiden, ihren Körper anzuschauen. Vermeidungsverhalten ist ein wichtiger Grund dafür, dass unangenehme Gefühle nicht von allein wieder weggehen. Daher wird durch die therapeutische Anleitung dafür gesorgt, dass die betreffenden Personen auch dann weiter in den Spiegel schauen, wenn dies zu unangenehmen Gefühlen führt und sie am liebsten schnell mit der Übung aufhören möchten. So gewöhnen sie sich allmählich an den Anblick ihres Körpers und machen wahrscheinlich die Erfahrung, dass negative Gefühle (z. B. Anspannung) allmählich etwas nachlassen, obwohl sie dem Blick auf ihre Figur standgehalten haben und nicht vor sich selbst geflohen sind. Das ist häufig ein wichtiger Wendepunkt in der Behandlung, der nachhaltige Veränderungen möglich macht.

Veränderung von Gedanken und Gefühlen durch Gesprächstechniken und Hausaufgaben

Neben den konkreten Übungen zur Körperwahrnehmung (Exposition gegenüber dem Körper durch Betrachten im Spiegel) können im psychotherapeutischen Gespräch und anhand von Hausaufgaben (z. B. Gedanken-Tagebuch) die Gefühle, Gedanken und Grundüberzeugungen in Bezug auf den eigenen Körper und die Figur herausgearbeitet und im Hinblick auf deren Veränderbarkeit betrachtet werden. So werden negative Gedanken (z. B. „Ich bin hässlich“, „Niemand findet mich attraktiv“, „Wer dick ist, kann nicht schön sein“) durch therapeutisches Fragen auf ihre Glaubwürdigkeit hin überprüft.

Ferner ist hilfreich, dass Menschen mit einer Binge-Eating-Störung lernen, ihre Gedanken und Gefühle in Bezug auf ihre Figur bzw. ihren Körper in verschiedenen Alltagssituationen genau zu beobachten und in einem Körpertagebuch aufzuschreiben:

- Welche Gedanken und Gefühle haben Sie in Bezug auf Ihre Figur und Ihr Körpergewicht (z. B. „Ich bin dick und unattraktiv“, „Ich ekele mich vor meinem Körper“)?
- In welchen Situationen kommen diese Gedanken und Gefühle vor (z. B. beim Duschen, beim Sport, beim Betrachten einer Person, die sehr schlank ist, nach einem Streit mit dem Partner oder der Partnerin)?

Dies ist Voraussetzung dafür, dass in den therapeutischen Gesprächen und durch Hinzunahme weiterer Fragen in das Körperbildtagebuch die Gedanken und Gefühle auf ihre Veränderbarkeit hin überprüft werden können. Dies kann zum Beispiel wie folgt verlaufen:

- Was spricht dafür, dass dieser Gedanke richtig ist?
- Was spricht dafür, dass andere Menschen sich vor Ihrem Körper ekeln?
- Was spricht dagegen, dass Ihr Aussehen ekelerregend ist?
- Gibt es irgendetwas an Ihrem Aussehen, das sympathisch wirken könnte?
- Wie könnten Sie herausfinden, wie Ihr Aussehen auf andere wirkt?

Es geht bei diesen Dialogen nicht darum, jemanden dazu zu überreden, sich attraktiv zu finden, sondern es geht darum, systematisch die jeweiligen Gedanken und Gefühle zu betrachten und zu erkunden, wie zutreffend die jeweiligen Selbsteinschätzungen und die damit zusammenhängenden Gefühle sind.

3.1.6 Ausbau der Bewältigungskompetenzen gegenüber Belastungen und Konflikten

Essanfälle können verschiedene Funktionen haben: So kann sich die betreffende Person von belastenden Erfahrungen (z.B. Ehekonflikte) und Gefühlen (z.B. Wut, Verzweiflung, Hoffnungslosigkeit) durch Essen ablenken, oder sie kann unangenehme Gefühle durch Essanfälle zu verändern versuchen. So machen wahrscheinlich viele Menschen hin und wieder die Erfahrung, dass ein opulentes Essen müde machen oder entspannen kann. Auch das Essen von Süßigkeiten oder anderen kalorienreichen Nahrungsmitteln in Stressituationen sowie der Gang zum Kühlschrank, wenn es mit der Arbeit am Computer nicht vorangehen will, sind Alltagsbeispiele, die die Funktion des Essens als Stimmungsaufheller oder als Ablenkung von unangenehmen Aufgaben verdeutlichen. Wichtig ist: Menschen mit wiederkehrenden Essanfällen zeigen demnach ein Verhalten in Stresssituationen, das für den Augenblick durchaus nachvollziehbar ist und funktioniert; langfristig betrachtet kann es aber gravierende Nachteile für die Gesundheit haben, wenn Essanfälle als „Problemlöser" eingesetzt werden.

Im Rahmen der kognitiven Verhaltenstherapie lernen die Menschen mit einer Binge-Eating-Störung daher zum einen, *Stressreaktionen auszuhalten, ohne zu essen.* Zum anderen werden sie durch den Aufbau entsprechender *Fertigkeiten* (z.B. beim Umgang mit Gefühlen, bei zwischenmenschlicher Kommunikation, beim Problemlösen) und durch Veränderungen in der Wahrnehmung und Interpretation von Belastungssituationen in die Lage versetzt, Probleme so zu lösen, dass Essanfälle als „Problemlöser" überflüssig werden.

Wir beginnen mit der Beschreibung des therapeutischen Vorgehens, das dem Ziel dient, Menschen mit einer Binge-Eating-Störung in die Lage zu versetzen, sich belastenden Situationen auszusetzen, ohne zu essen. Diese Methode wird auch *Nahrungsexposition mit Reaktionsverhinderung* genannt.

Nahrungsexposition mit Reaktionsverhinderung. Bereits der Anblick von Nahrungsmitteln kann für Menschen mit einer Binge-Eating-Störung Stressreaktionen auslösen, da sie sich dem Sog der Nahrungsmittel nicht entziehen können und wiederholt Lernerfahrungen im Zusammenhang mit Stress und Essen gemacht wurden. Es ist daher von engen, gelernten *Assoziationen* zwischen *Stress* einerseits und *Essen* andererseits auszugehen. Die betreffenden Personen sollen in diesem Behandlungsbaustein daher lernen, sich Nahrungsmitteln auszusetzen und dem Sog zu widerstehen, diese verzehren zu müssen. Bei dem Vorgehen im Sinne einer solchen *Nahrungsexposition* bringen die Menschen mit einer Binge-Eating-Störung genau jene Nahrungsmittel mit in die Therapie, die sie besonders gerne und auch bevorzugt bei Essanfällen essen. Die Nahrungsmittel werden dann danach bewertet, welche Nahrungsmittel an dem betreffenden Tag der Therapie ganz besonders stark und welche Nahrungsmittel kaum den Drang zu essen auslösen. Die Patientinnen und Patienten betrachten dann vor allem jene Nahrungsmittel, die bei ihnen ein besonders starkes Essbedürfnis auslösen, und werden systematisch angeleitet, die Nahrungsmittel *anzusehen,* daran zu *riechen,* ein wenig davon abzubeißen und zu *schmecken* und die Eindrücke dabei jeweils in Worte zu fassen. Kontinuierlich geben sie an, wie groß ihr Bedürfnis ist, das Nahrungsmittel zu essen (z.B. 0=kein Essbedürfnis bis 100=sehr starkes Essbedürfnis). Nach mehrmaligem Wiederholen dieser Übung lässt das Essbedürfnis häufig nach oder steigt zumindest nicht mehr an. Mit fortschreitender Therapie ist es auch wichtig, dass die betreffenden Personen lernen, die Übungen allein im Alltag durchzuführen.

Im nächsten Schritt lernen die Patientinnen und Patienten, in Stress- bzw. Belastungssituationen auch dann nichts zu essen, wenn sie reichhaltig von ihren

Lieblingsnahrungsmitteln umgeben sind. Lernpsychologisch betrachtet zielen die Übungen darauf ab, die *Verbindung* zwischen *Stress* und *Essen* im Gedächtnis allmählich zu löschen. So werden in der Therapie genau jene Situationen und Gefühle („trigger") hergestellt, die bei den betreffenden Personen zur Auslösung von Essanfällen führen (z. B. das Lernen für eine Prüfung oder ein Streitgespräch mit dem Chef). Während und/oder nach der Bewältigung der Aufgaben sind die Patientinnen und Patienten umgeben von vielen Nahrungsmitteln, die sie normalerweise in bzw. nach Belastungssituationen essen. Sie dürfen die Nahrungsmittel allerdings nicht essen, sondern sie nur ansehen, daran riechen und kleine Bissen nehmen, um den Geschmack zu erleben. Die Erfahrung zeigt, dass die psychophysiologischen Stressreaktionen mit der Zeit schwächer werden und Entspannung eintritt, ohne dass die Menschen mit einer Binge-Eating-Störung das Essen als Methode zur Spannungsreduktion einsetzen mussten. Diese neue Erfahrung erleben viele Betroffene mit Erleichterung und Stolz darüber, eine Gewohnheit gebrochen zu haben. Und diese positiven Erlebnisse sind sehr wichtige neue Erfahrungen und Erkenntnisse über das eigene Können, die sich allmählich im Gedächtnis einprägen und die alten Erfahrungen und Selbsteinschätzungen (z. B. „Ich kann das nicht. Ich halte das Gefühl nicht aus, ich brauche unbedingt etwas zu essen") allmählich verblassen lassen.

Aufbau von Kompetenzen zur Stressverarbeitung. Neben dem beschriebenen Vorgehen zur Nahrungsexposition werden auch Verhaltensübungen eingesetzt, durch die die betreffenden Personen ihre Fertigkeiten bei der Stressbewältigung ausbauen können (z.B. Kommunikations- und Problemlösetraining, Soziales Kompetenztraining, Entspannungstraining), sodass das Essen bzw. die Essanfälle immer weniger nötig sind, um unangenehme Gefühle wie Anspannung, Angst oder Unruhe in Stresssituationen zu reduzieren.

3.2 Wie lange dauert eine kognitive Verhaltenstherapie der Binge-Eating-Störung und wie wirksam ist die Behandlung?

Die kognitive Verhaltenstherapie der Binge-Eating-Störung nimmt in der Regel zwischen 12 und 30 Therapiesitzungen in Anspruch, die jeweils 50 Minuten dauern. Studienbefunde zeigen eine gute Wirksamkeit für die Verringerung der Essanfälle durch die Therapie. Etwa die Hälfte der behandelten Personen haben danach langfristig keine Essanfälle mehr, die andere Hälfte zeigt weniger Essanfälle. Insgesamt sind Selbstwertgefühl, Körperbild, Stimmung und Lebensqualität deutlich verbessert. Demgegenüber ist die Therapie nicht wirksam, um nachhaltig und substanziell an Gewicht abzunehmen, obwohl Personen, die keine Essanfälle mehr haben, häufig ein wenig an Gewicht verlieren. Allerdings ist die Gewichtsabnahme auch kein zentrales Ziel der Therapie der Binge-Eating-Störung, sondern eine Stabilisierung des Körpergewichts, die zumeist erreicht werden kann.

Auf der Basis der vorliegenden Befunde zur Wirksamkeit der kognitiven Verhaltenstherapie kommt die Gruppe der Expertinnen und Experten, die eine Leitlinie zur Behandung der Binge-Eating-Störung formuliert hat, zu der Empfehlung, dass Menschen mit einer Binge-Eating-Störung eine *kognitive Verhaltenstherapie* als *Therapieform der ersten Wahl* angeboten werden soll (AWMF online, 2018).

3.3 Welche anderen Behandlungsansätze gibt es?

3.3.1 Interpersonelle Psychotherapie

Neben der kognitiven Verhaltenstherapie gibt es weitere psychotherapeutische Ansätze zur Behandlung der Binge-Eating-Störung. Eine dieser Methoden ist die interpersonelle Psychotherapie (IPT), die sich zur Behandlung der Binge-Eating-Störung ebenfalls als wirksam erwiesen hat. Dieser Behandlunsgansatz geht davon aus, dass Essanfälle als Folge zwischenmenschlicher Probleme (z. B. Konflikte in der Partnerschaft oder Probleme im Umgang mit neuen Rollenerwartungen, wie z. B. in der Rolle als Chefin bzw. Chef, Elternteil oder Rentnerin bzw. Rentner) entstehen und dadurch und insbesondere durch die Auslösung negativer Gefühle aufrechterhalten werden. Bei der Behandlung der Binge-Eating-Störung geht es dann vor allem darum, zwischenmenschliche Probleme (z. B. Rollenkonflikte) als Auslöser der Essanfälle zu erkennen und zu verändern. Eingesetzt werden dabei vor allem Frage-Techniken wie das gezielte Fragen nach Zusammenhängen von zwischenmenschlichen Problemen und Essanfällen und dem Erarbeiten von Veränderungen im Verhalten, die dann im Alltag erprobt werden. Die interpersonelle Psychotherapie ist in Deutschland nicht Bestandteil der Regelversorgung und wird von den Krankenkassen nicht erstattet.

3.3.2 Gewichtsreduktionsprogramme

Programme zur Gewichtsreduktion beinhalten in der Regel eine Ernährungs- und Bewegungstherapie, *kombiniert* mit einer *Verhaltenstherapie zur Förderung eines gesunden Lebensstils*. Diätetische Maßnahmen zielen dabei zumeist auf eine moderate kalorische Einschränkung bis etwa 1.200 kcal pro Tag ab, oder es wird angeregt, die Nahrungszufuhr für eine bestimmte Zeitdauer strenger auf höchstens 800 kcal pro Tag zu limitieren („very low calorie diet“). Zusätzlich werden Informationen über eine gesunde Ernährung vermittelt, das Ernährungsverhalten und die körperliche Aktivität werden durch die Patientinnen und Patienten beobachtet und zu verändern versucht. Strukturierte Bewegungsprogramme werden angeboten, die Aktivität im Lebensalltag soll gesteigert werden. Verhaltenstherapeutische Maßnahmen adressieren häufig das Setzen realistischer Ziele für die Gewichtsreduktion, die Motivationssteigerung, die Arbeit an Auslösern für übermäßiges Essen, die Problemlösung und Stressbewältigung.

Es hat sich gezeigt, dass reine Gewichtsreduktionsprogramme in den meisten Fällen für die Behandlung der Binge-Eating-Störung nicht ausreichen und psychotherapeutischen Ansätzen für die Reduktion von Essanfällen unterlegen sind, obwohl sie zumindest kurzfristig zu einer größeren Gewichtsreduktion führen. Langfristig erfolgt jedoch bei den meisten Patientinnen und Patienten eine Wiederzunahme des Körpergewichts auf mindestens das Ausgangsniveau. Aus diesen Gründen können reine Gewichtsreduktionsprogramme für die Behandlung der Binge-Eating-Störung nicht empfohlen werden. Die Binge-Eating-Störung ist eine psychische Erkrankung, bei der es im Rahmen eines Gesamtbehandlungsplanes um mehr gehen muss als die Reduktion des Körpergewichtes. Dennoch kann es aus gesundheitlichen Gründen wichtig sein, neben oder – dies gilt als therapeutisch sinnvoller – nach der Psychotherapie der Binge-Eating-Störung zusätzlich auch Maßnahmen zur Verringerung des Übergewichtes oder der Adipositas zu ergreifen (siehe dazu Hilbert, Brauhardt & Munsch, 2017).

3.3.3 Pharmakotherapie

In Deutschland ist kein Medikament für die Behandlung der Binge-Eating-Störung zugelassen. Werden dennoch Medikamente für die Behandlung der Binge-Eating-Störung eingesetzt, handelt es sich um einen zulassungsüberschreitenden Gebrauch (sogenannter Off-Label-Use). Darüber müssen die Patientinnen und Patienten aufgeklärt werden. Zudem hat sich gezeigt, dass eine medikamentöse Behandlung der Binge-Eating-Störung neben der Psychotherapie keinen bedeutsamen zusätzlichen Effekt erbringt.

3.4 Kann eine Psychotherapie der Binge-Eating-Störung ambulant durchgeführt werden?

Grundsätzlich kann das beschriebene Behandlungskonzept in einem ambulanten Behandlungsrahmen oder als stationäre Therapie in einer Fachklinik durchgeführt werden. Es gibt bisher keine Hinweise darauf, dass eine stationäre Therapie bei der Binge-Eating-Störung zu besseren Effekten führt als eine ambulante Therapie. Eine ambulante Therapie weist gegenüber einer stationären Therapie viele Vorteile auf: So werden die Patientinnen und Patienten nicht aus ihrem Alltag herausgerissen, können weiterhin zur Schule, an die Universität oder an ihren Arbeitsplatz gehen und können die therapeutischen Anregungen unmittelbar in ihrem Alltag erproben. In der Regel werden Menschen mit einer Binge-Eating-Störung daher ambulant behandelt. Es gibt aber auch Gründe, die dazu führen können, dass eine Behandlung in einer stationären Fachklinik durchgeführt werden sollte.

Wann ist eine stationäre Behandlung zu erwägen?

- Sehr schwere Ausprägung der Binge-Eating-Störung (z.B. sehr hohe Anzahl an Essanfällen)
- Ausgeprägte psychische Begleitprobleme (z.B. starke Depression, Suizidgefährdung)
- Ausgeprägte körperliche Begleitprobleme (z.B. sehr stark ausgeprägte Adipositas, schwerer Diabetes bei stark entgleistem Essverhalten)
- Soziale Faktoren, die eine ambulante Therapie erschweren (z.B. soziale Isolation, schwierige familiäre Verhältnisse, fehlende soziale Unterstützung)

- Notwendigkeit der Behandlung durch ein multiprofessionelles Team (z. B. Fachkräfte für internistische Erkrankungen, psychische Erkrankungen, Adipositas)
- Erfolglose ambulante Behandlungen

3.5 Behandlungserfolge stabilisieren

Es ist wichtig, dass Menschen mit einer Binge-Eating-Störung realistische Erwartungen über den Prozess ihrer Gesundung entwickeln. So liegen die Abstinenzraten bzgl. der Essanfallssymptomatik nach Abschluss einer psychotherapeutischen Behandlung bei ca. 50 %. Demnach wird nicht bei allen Personen dauerhaft eine vollkommene Heilung erreicht. In bestimmten Lebenssituationen, z. B. wenn viele Alltagsbelastungen zu bewältigen sind, kann es vorkommen, dass die Essanfälle erneut auftreten. Die Verbindung zwischen Stress und Essen wird also durch die Psychotherapie nicht komplett aus dem Gedächtnis und aus dem Verhaltensprogramm „ausradiert", sondern die gelernten Verhaltensmuster werden durch die Psychotherapie abgeschwächt, sodass sie nicht mehr automatisch in jeder Stresssituation in Gang gesetzt werden. Wenn es also erneut zu einem Essanfall kommt, ist dies zwar ein Hinweis dafür, dass die alten Verhaltensmuster nicht „ausradiert" oder „gelöscht" wurden, aber es bedeutet nicht, dass die Psychotherapie erfolglos war und alle Probleme wieder von vorn beginnen. Die Behandlerin bzw. der Behandler wird daher Menschen mit einer Binge-Eating-Störung dazu anregen, bereits während der Therapie eventuelle Rückfälle zu verhindern oder einen zielführenden Umgang damit vorzubereiten. Rückfälle können so auch als Chance gelten, das in der Psychotherapie Gelernte anzuwenden. Zudem werden sie ermutigt, sich in schwierigen Lebenslagen für eine Auffrischungstherapie zu entscheiden. Oft genügen nur wenige Therapiesitzungen zur Stabilisierung des Gelernten und zur Abwehr einer Chronifizierung erneuter Essanfälle.

4 Was kann man selbst tun?

Es gibt Hinweise darauf, dass die systematische Anwendung von verhaltenstherapeutischen Strategien auch in Eigenregie zur Verbesserung der Symptomatik der Binge-Eating-Störung beitragen kann. In den vorangegangenen Kapiteln wurden erfolgversprechende psychotherapeutische Strategien beschrieben. Sie haben damit bereits einen guten Überblick darüber gewonnen, was man im Umgang mit Essproblemen tun kann, und können einiges davon auch für sich selbst nutzen. Es ist zu empfehlen, sich bei Selbsthilfeprogrammen an Ansätzen zu orientieren, deren Wirksamkeit wissenschaftlich belegt ist. Damit erhöhen sich die Chancen für eine erfolgreiche Veränderung der Probleme mit dem Essen, und die Wahrscheinlichkeit für das Eintreten unerwünschter Nebenwirkungen ist geringer. Grundsätzlich folgen diese Selbsthilfeansätze dem folgenden Ablauf:

Meilensteine erfolgreicher Selbsthilfe

Schritt 1: Problemklärung

Nahrungsmittel sind in Industrienationen im Übermaß vorhanden und mehr oder weniger ständig verfügbar. Viele Menschen essen gelegentlich mehr, als sie zum Sattwerden brauchen, weil das Essen gut schmeckt, weil sie Langeweile haben oder weil leckere Nahrungsmittel wie Kuchen, Kekse oder Schokolade auch gute Stimmungsaufheller sein können. Ein gelegentlicher Konsum von Nahrungsmitteln ohne vorhandenes Hungergefühl ist in unserer Gesellschaft weit verbreitet und an sich noch kein Problem für die Gesundheit. Erst wenn dies häufig vorkommt und Sie Ihr Essverhalten nicht mehr unter Kontrolle haben, sollten Sie für sich klären, ob Sie an einer Essstörung wie der Binge-Eating-Störung leiden. Übermäßiges Essen kann auch bei anderen psychischen Erkrankungen vorkommen (z.B. Appetitsteigerung und übermäßiges Essen im Rahmen einer depressiven Erkrankung). Auch wird die Binge-Eating-Störung häufig von Gewichtsproblemen begleitet (Übergewicht, Adipositas), oder es liegt zwar ein Gewichtsproblem, aber keine Binge-Eating-Störung vor. Sie sollten im ersten Schritt der Veränderung in Eigenregie für sich genau abklären, was eigentlich das Problem ist. Dabei können folgende Fragen hilfreich sein:

1. Leiden Sie an häufigen Essanfällen, bei denen Sie viel essen, ohne dies kontrollieren zu können? *(Ja = vermutlich ein Hinweis auf eine Essstörung mit Essanfällen, z. B. Binge-Eating-Störung oder Bulimia Nervosa)*
2. Leiden Sie an häufigen Essanfällen, bei denen Sie viel essen, ohne dies kontrollieren zu können, und setzen Sie regelmäßig Maßnahmen ein, um nicht an Gewicht zuzunehmen (z. B. selbst herbeigeführtes Erbrechen, exzessiver Sport, Fasten)? *(Ja = vermutlich eher ein Hinweis auf eine Bulimia Nervosa als eine Binge-Eating-Störung)*
3. Haben Sie zusätzlich zu den Essanfällen auch Übergewicht oder Adipositas? *(Ja = Hinweis auf Begleit- oder Folgeprobleme)*
4. Essen Sie gern und viel, erleben aber keinen Kontrollverlust beim Essen *(Ja = vermutlich keine Essstörung mit Essanfällen)*
5. Leiden Sie in erster Linie an Energiemangel, Erschöpfung, Freudlosigkeit, Hoffnungslosigkeit, einhergehend mit einem gesteigerten Bedürfnis nach Essen? *(Ja = Verdacht auf eine depressive Problematik, während derer auch Appetitsteigerung vorkommen kann, vermutlich keine Essstörung)*

Die Strategien zur Selbsthilfe, die in diesem Ratgeber beschrieben werden, sind bei der Veränderung von Symptomen einer Binge-Eating-Störung erfolgversprechend (Frage 1). Sie zielen aber nicht darauf ab, das Körpergewicht zu reduzieren (Frage 3). Für Begleitsymptome oder Folgeprobleme wie Depressionen, Übergewicht oder Adipositas sind wahrscheinlich weitere Strategien notwendig, für die im Anhang Literaturempfehlungen gegeben werden (vgl. Seite 69).

Schritt 2: Klärung der Änderungsmotivation

Wenn Sie ein Gespür dafür bekommen haben, was Ihr Problem sein könnte, stellt sich als nächstes die Frage, ob Sie dieses Problem verändern möchten. Es gibt meistens einige Argumente, um gut vertraute Verhaltensmuster wie das Essverhalten nicht zu ändern (z. B. Essanfälle erfüllen ihren Zweck: sie machen müde und helfen dabei, sich zu entspannen; sie lenken von Problemen ab; sie sind erst mal gut funktionierende Problemlöser).

Ebenso gibt es gute Gründe, die für eine Veränderung sprechen (z. B. Essanfälle zu haben ist mit Leiden verbunden; sie kosten Geld, da viel Nahrung gegessen wird; sie sind ungesund, da man an Körpergewicht zunimmt und sich viele Erkrankungen als Folgeprobleme, beispielsweise Bluthochdruck oder Diabetes, ausbilden können).

Stellen Sie eine Liste mit den Vor- und Nachteilen zusammen, die für bzw. gegen eine Veränderung der Essanfälle sprechen (vgl. Arbeitsblatt 1 im Anhang auf Seite 73), und entscheiden Sie dann, ob sich für Sie der Aufwand eines Selbsthilfeprogramms oder die Suche nach einem Therapieplatz lohnt. Dabei kann ein Selbstgespräch hilfreich sein: „Ich kann mich entscheiden, zumindest für eine gewisse Zeit an der Veränderung meines Problems zu arbeiten. Aufgeben kann ich später immer noch. Was habe ich denn zu verlieren? Gewinnen könnte ich mehr Zeit, die ich mit Freundinnen und Freunden verbringen könnte, auch wäre ich zufriedener mit mir, da ich meine Ziele erreicht habe und mich der Veränderung gestellt habe. Ich würde vielleicht nicht weiter an Gewicht zunehmen. Ich würde einen gesunden Lebensstil pflegen und könnte dafür stolz auf mich sein."

Schritt 3: Selbstbeobachtung

Bevor Sie Ihr Verhalten ändern, beobachten Sie zunächst genau, wodurch Ihre Essanfälle ausgelöst werden und wie sie ablaufen (z. B.: Welche Ereignisse, Stimmungen und Gedanken gehen voraus? Laufen die Essanfälle immer gleich ab? Was folgt auf die Essanfälle? Verbessert oder verändert sich dadurch die Stimmung? Wie sieht Ihr Essverhalten außerhalb der Essanfälle aus? Essen Sie regelmäßig und ausgewogen?). Führen Sie zum Beispiel eine Woche lang genau Protokoll über (1) Ihr Essverhalten (Mahlzeitenabfolge etc., vgl. Arbeitsblatt 2 im Anhang auf Seite 74–75) und über (2) Ihre Essanfälle (vorausgehende Faktoren, unmittelbare Folgen, vgl. Arbeitsblatt 3 im Anhang auf den Seiten 76–78).

Schritt 4: Selbstverstärkung

Eingeschliffene Verhaltensroutinen zu ändern erfordert stetigen Einsatz und immer wieder neue Kraft. Loben Sie sich für jeden noch so klein erscheinenden Schritt in Richtung eines gesunden Ernährungs- und Lebensstils. Jeder Änderungsversuch sollte gewürdigt werden; es ist erstmal nicht entscheidend, ob Sie erfolgreich waren, sondern dass Sie versucht haben, Ihr Essverhalten zu ändern. Geben Sie nicht auf, auch wenn Sie erneut einen Essanfall hatten. Es ist normal, dass Veränderungen nicht so geradlinig und schnell ablaufen, wie man sich das meistens wünscht. Finden Sie „Mutmacher", die Ihnen in kritischen Situationen helfen, weiterzumachen (z. B. „Ich habe viel Kraft, ich werde das schaffen", „Übung macht den Meister bzw. die Meisterin", „Rückfälle bieten mir eine Chance, all das weiter anzuwenden und zu üben, was ich mir schon angeeignet habe").

Schritt 5: Verhalten ändern

Veränderungen im Verhalten (z.B. regelmäßig und ausgewogen essen, genussvoll essen, langsam und achtsam essen, Konflikte aktiv angehen, Stimmungen durch andere Maßnahmen aufhellen als durch Essen) erfordern regelmäßiges Üben. Probieren Sie neues Verhalten spielerisch aus (z.B. Nahrungsmittel genau ansehen, an Nahrungsmitteln riechen, sie schmecken, ohne sie zu essen, unangenehme Gefühle aushalten, ohne zu essen) und geben Sie sich damit die Chance, die Erfahrung machen zu können, dass Sie das schaffen. Manchmal gelingt das vielleicht auch erst nach einigen Versuchen, aber bleiben Sie dran!

Schritt 6: Bilanz ziehen und neu bewerten

Nehmen Sie sich regelmäßig Zeit und halten Sie inne, um festzuhalten, was Sie in der letzten Woche erreicht haben; loben Sie sich für das, was Sie erreicht haben, und versuchen Sie Verständnis dafür zu haben, wenn Sie hinter Ihren Zielen zurückgeblieben sind. In der nächsten Woche können Sie weiter an sich arbeiten und werden dann vermutlich die Ziele erreichen, die in der letzten Woche noch nicht erreichbar waren. Geben Sie nicht auf, setzen Sie sich realistische Ziele und loben Sie sich dafür, dass Sie konstant an sich arbeiten!

Beim ersten Schritt der Veränderung in Eigenregie, der Problemklärung, empfiehlt es sich, einen Selbsttest durchzuführen, um festzustellen, ob Sie vermutlich an einer Binge-Eating-Störung leiden. Da die Einschätzung bezogen auf die letzten drei Monate (wie bei der Diagnosestellung im klinischen Kontext gefordert) erfahrungsgemäß schwer ist, sollten Sie sich auf die letzten vier Wochen als Zeithorizont für die Beantwortung der folgenden Fragen konzentrieren:

In den letzten vier Wochen ...

1. ... habe ich *mindestens einmal pro Woche* deutlich mehr gegessen als andere unter ähnlichen Umständen essen würden *(große Nahrungsmenge)*, und ich habe dabei das Gefühl gehabt, nicht mit dem Essen aufhören zu können *(Kontrollverlust)*. ☐ Ja ☐ Nein

2. ... habe ich im Zusammenhang mit den Essanfällen *mindestens einmal pro Woche* Verhaltensweisen gezeigt, die einer Gewichtszunahme entgegenwirken sollten (z.B. willentlich herbeigeführtes Erbrechen, Abführmittel einnehmen). ☐ Ja ☐ Nein

Wenn Sie beide Fragen mit „Ja" beantwortet haben, liegt der Verdacht nahe, dass Sie eher an einer anderen Essstörung (Bulimia Nervosa) leiden als an einer Binge-Eating-Störung.

Wenn Sie lediglich die erste Frage mit „Ja" beantwortet haben, sollten Sie zur weiteren Abklärung die folgenden Fragen für sich beantworten:

In den letzten vier Wochen ...

3. ... habe ich mindestens einmal pro Woche deutlich mehr gegessen als sonst. Diese *Essanfälle* waren gekennzeichnet durch *folgende Merkmale:*
   - Ich habe deutlich schneller gegessen als sonst. ☐ Ja ☐ Nein
   - Ich habe bis zu einem unangenehmen Völlegefühl gegessen. ☐ Ja ☐ Nein
   - Ich habe große Mengen an Nahrungsmitteln gegessen, obwohl ich nicht hungrig war. ☐ Ja ☐ Nein
   - Ich habe aus Scham wegen der Essensmenge allein gegessen. ☐ Ja ☐ Nein
   - Nach dem Essen hatte ich unangenehme Gefühle (z.B. Niedergeschlagenheit, Schuldgefühle). ☐ Ja ☐ Nein

4. ... habe ich unter meinen Problemen mit dem Essen gelitten (Leidensdruck). ☐ Ja ☐ Nein

Wenn Sie Frage 1 und 4 mit „Ja" beantwortet haben und bei Frage 3 mindestens drei der Merkmale für einen Essanfall auf Sie zutreffen, könnte bei Ihnen eine Binge-Eating-Störung vorliegen. Da es allerdings gar nicht so einfach ist, sich genau an die Menge und Häufigkeit des Essens über einen vergangenen Zeitraum zu erinnern, kann es hilfreich sein, sich zunächst das aktuelle Essverhalten in Erinnerung zu rufen und genau zu beschreiben.

Vielleicht ist es hilfreich, wenn Sie sich an einen ruhigen Ort zurückziehen, die Augen schließen und den Tag mit Blick auf Essanfälle noch einmal vor Ihrem „inneren Auge" vorbeiziehen lassen:

- Wie oft haben Sie heute so viel gegessen, dass Sie das Essverhalten für sich als Essanfall beschreiben würden?
- Versuchen Sie, sich möglichst bildhaft zu erinnern, was und wie viel Sie gegessen haben. Lassen Sie den Ablauf der Essanfälle möglichst detailreich und konkret vor Ihrem „inneren Auge" vorbeiziehen.
- Wie wurden die Essanfälle angebahnt? Ging den Essanfällen ein starker Drang nach Essen voraus, dem Sie nicht widerstehen konnten?
- Wie sah Ihr Verhalten während der Essanfälle heute genau aus? Haben Sie das Essen schnell hinuntergeschlungen, oder unterschied sich das Tempo beim Essen nicht von den anderen Mahlzeiten?
- Ging mit dem Essen das Gefühl einher, dass Sie nicht mit dem Essen aufhören können?
- Warum haben Sie mit dem Essen aufgehört? War ein unangenehmes Völlegefühl der Anlass, mit dem Essen aufzuhören? Gab es andere Anlässe, mit dem Essen aufzuhören?
- Wie haben Sie sich nach den Essanfällen gefühlt? Haben Sie sich zum Beispiel erleichtert, entspannt, müde, erschöpft oder niedergeschlagen gefühlt?

Nachdem Sie sich nun detailreich eventuelle Essanfälle des heutigen Tages vergegenwärtigt haben, können Sie sich im nächsten Schritt fragen, wie oft Essanfälle in der letzten Woche vorgekommen sind. Versuchen Sie, Erinnerungshilfen zu nutzen. Fragen Sie sich zum Beispiel: „Was war das für ein Wochentag?" Oder: „Was hat sich an dem Tag ereignet?" Nutzen Sie auch Ihren Terminkalender, um daran festzumachen, an welchen Tagen wie viele Essanfälle vorgekommen sind. Gehen Sie dann anhand Ihres Terminkalenders immer weiter zurück, um selbst einschätzen zu können, wie oft in den letzten drei Monaten Ihre Probleme mit dem Essen wahrscheinlich aufgetreten sind. Es kann auch der Fall sein, dass bei Ihnen das Vollbild der Binge-Eating-Störung nicht gegeben ist. So könnten zum Beispiel Essanfälle seltener aufgetreten sein, als dies für die Diagnosestellung erforderlich ist. Vorausgesetzt, dass Sie bei sich einen Veränderungswunsch verspüren, können Sie die verhaltensorientierten Strategien nichtsdestotrotz einsetzen, die sich in der Psychotherapie der Binge-Eating-Störung bewährt haben. Dies kann helfen, dass sich das Vollbild der Binge-Eating-Störung erst gar nicht ausbildet.

4.1 Veränderung des Essverhaltens

Wenn Sie Ihre Essanfälle reduzieren wollen, sollten Sie zunächst Ihr Essverhalten außerhalb der Essanfälle verändern. Das bedeutet, Sie sollten sich eine geregelte Mahlzeitenstruktur angewöhnen (in der Regel Frühstück, Mittagessen, Abendessen und ein bis zwei kleine Zwischenmahlzeiten) und sich bei der Zusammensetzung der Makronährstoffe (Kohlenhydrate, Fett, Eiweiß) an den Empfehlungen der Deutschen Gesellschaft für Ernährung orientieren (www.dge.de). Demzufolge sollte Ihre Ernährung ca. 50 bis 55 % Kohlenhydrate, ca. 30 % Fett und ca. 15 bis 20 % Eiweiß beinhalten (vgl. auch Abbildung 2 auf Seite 33). Eine regelmäßige und ausgewogene Ernährung trägt wahrscheinlich dazu bei, dass Heißhungergefühle und Essanfälle, die auf eine unregelmäßige und unausgewogene Ernährung zurückzuführen sind, allmählich seltener werden.

Selbstbeobachtung des Essverhaltens. Bevor Sie allerdings an Ihrem Essverhalten irgendetwas ändern, ist eine *genaue Erfassung der Ausgangslage* erforderlich (siehe Schritt 3 der Selbsthilfe im Kasten oben). Dazu ist es sinnvoll, ein Tagebuch zu führen, mit dessen Hilfe Sie Ihr Essverhalten so genau wie möglich beobachten und dokumentieren können. Dabei können folgende Fragen hilfreich sein:

- Wann esse ich?
- Was esse ich?
- Wie viel esse ich?
- Wer ist dabei?
- In welcher Stimmung bin ich vor, während und nach dem Essen?
- Welche Ereignisse sind vor, während und nach dem Essen passiert? War ich z. B. gestresst?
- Was denke ich vor, während und nach dem Essen?
- Bewerte ich das Essen als Essanfall?

> Nutzen Sie zur Protokollierung Ihres Essverhaltens das Ernährungstagebuch in Arbeitsblatt 2 (vgl. Anhang, Seite 74–75). Hier finden Sie auch ausführliche Informationen dazu, wie Sie das Tagebuch ausfüllen können.

Zusätzlich sollten Sie ein *Essanfallstagebuch* führen, anhand dessen Sie beobachten können, was den Essanfällen vorausgeht (Welche Stimmung? Welche Ereignisse?) und was darauf folgt (z. B. Entlastung?).

> Ihre Beobachtungen können Sie in Arbeitsblatt 3 notieren (vgl. Anhang, Seiten 76–78). Hintergrundinformationen und eine Anleitung zum Ausfüllen des Tagebuches finden Sie dort ebenfalls.

Das Führen der Tagebücher ist zwar durchaus aufwändig und manchmal mühsam. Aber diese systematische Selbstbeobachtung ist ein wichtiger erster Veränderungsschritt. So wird Ihnen bewusster, wann Sie wie viel essen, wie oft Sie zwischendurch naschen oder wie lang die Zeitabstände zwischen den Mahlzeiten sind. Schon allein dadurch können Veränderungen angestoßen werden. Es ist zu empfehlen, die Tagebücher z. B. wochenweise auszuwerten, um Muster im Essverhalten zu erkennen, z. B. welche Stimmungen, Gedanken und Ereignisse gehen normalen Mahlzeiten voraus? Was ist bei den Essanfällen anders?

Realistische Ziele für die Veränderung des Essverhaltens festlegen. Es ist sinnvoll, konkrete und realistische Ziele festzulegen, die innerhalb eines überschaubaren Zeitraums erreichbar sind. So können Sie sich vornehmen, für die nächste Woche mindestens einen Tag regelmäßig zu essen (drei Hauptmahlzeiten, zwei Zwischenmahlzeiten). Wenn Sie denken, dass Sie noch mehr erreichen können, können Sie weitere Tage für ein regelmäßiges Essverhalten festlegen. Es ist sinnvoll, sich zu Beginn auf ein konkret umsetzbares, realistisches Ziel festzulegen, also z. B. die Veränderung der Mahlzeitenstruktur (Anzahl der Mahlzeiten pro Tag) für eine genau festgelegte Anzahl an Tagen pro Woche (Welche Wochentage sind günstig, um Veränderungen zu wagen? Wie viele Wochentage wollen Sie sich vornehmen?). Sobald Sie erste Veränderungsziele umsetzen konnten, können Sie sich vornehmen, weitere Ziele anzustreben; so können Sie im nächsten Schritt mehr darauf achten, ob die Zusammensetzung Ihrer Mahlzeiten in etwa den Empfehlungen der Deutschen Gesellschaft für Ernährung entspricht und ausgewogen ist.

Damit Sie Ihre Ziele leichter umsetzen können, sollten Sie sich immer wieder hilfreiche Gedanken überlegen, die es Ihnen erleichtern, Ihr Ziel zu erreichen. Diese Gedanken müssen zu Ihnen passen; nehmen Sie sich also Zeit, solche Gedanken zu erarbeiten, die Ihnen plausibel und überzeugend vorkommen, sodass Sie diese in den konkreten Situationen auch nutzen werden. Es ist sinnvoll, dass Sie diese Gedanken aufschreiben und dann „zur Hand" nehmen, wenn Sie sie brauchen. Das können zum Beispiel Gedanken sein wie:

- „Ich werde es schaffen, regelmäßig zu essen."
- „Ich lasse keine Mahlzeit aus."
- „Ich werde das Essen achtsam genießen."
- „Ich esse langsam."
- „Weniger ist oft mehr."
- „Ich werde das Essen langsam auf der Zunge zergehen lassen und genießen."
- „Genuss kann man lernen."
- „Ich achte darauf, wie das Essen schmeckt."
- „Ich habe es verdient, mir Zeit beim Essen zu nehmen."
- „Nichts und niemand kann mich beim Essen stören."

Veränderung des Essverhaltens. Vorausgesetzt, dass Sie der Empfehlung von Expertinnen und Experten folgen wollen, eine geregelte Mahlzeitenstruktur aufzubauen (Frühstück, Mittagessen, Abendessen und ein bis zwei kleine Zwischenmahlzeiten), könnte ein möglicher Tagesplan der Ernährung zum Beispiel wie folgt aussehen:

Beispiel für einen Tagesplan mit geregelter Mahlzeitenstruktur

07:30 Uhr	Frühstück, z. B. Müsli oder 1 Brötchen und Obst
10:30 Uhr	Zwischenmahlzeit, z. B. eine Banane oder ein Müsliriegel
12:30 Uhr	Mittagessen, z. B. eine Portion Lasagne, 1 Beilagensalat, 1 Espresso mit einem Keks
15:30 Uhr	Zwischenmahlzeit, z. B. ein Joghurt oder ein Apfel oder ein Stück Kuchen
18:30 Uhr	Abendessen, z. B. ein gemischter Salat mit Thunfisch und Käse, eine Scheibe Brot

Auch ist zu empfehlen, dass Sie sich an den Regeln zu einem genussorientierten Essverhalten orientieren, die begünstigen, dass Sie nicht nur körperlich, sondern auch „psychisch satt" werden:

- *Langsam kauen und kleine Bissen nehmen.* Dadurch wird der Geschmack der Nahrungsmittel besser wahrgenommen, es dauert länger, bis die Mahlzeit eingenommen ist, und es besteht dann eher die Chance, Sättigungsgefühle wahrzunehmen.
- *Begriffe für Geschmacksempfindungen finden.* Zum Beispiel könnte ein innerer Monolog wie folgt aussehen: „Ich schmecke Kakao heraus, es ist auch etwas nussig, das Essen zergeht auf der Zunge, schmeckt lecker." Durch die achtsame Wahrnehmung der Empfindungen und durch die Benennung des Geschmacks kann der Genuss beim Essen gesteigert werden, und es wird weniger wahrscheinlich, dass das Essen schnell hinuntergeschlungen und in kurzer Zeit viel mehr gegessen wird, als zum Sattsein nötig ist.
- *Die Aufmerksamkeit auf das Essen richten.* Indem Sie sich nicht durch andere Dinge ablenken lassen (z. B. keine Nachrichten vom Smartphone aus abrufen oder beantworten), verstärken Sie den Genuss beim Essen und verhindern, dass Sie nebenbei sehr viel essen, ohne es zu bemerken.
- *Achtsamkeit gegenüber der Atmosphäre beim Essen.* Stellen Sie für das Essen eine angenehme Umgebung her, z. B. decken Sie den Tisch ansprechend. Vermeiden Sie, nebenher zu essen oder nach dem Einkauf direkt aus Tüten zu essen. Auch dies kann helfen, achtsamer und langsamer zu essen, ein besseres Gefühl beim Essen zu haben und weniger Nahrungsmittel zu brauchen, um sich satt zu fühlen.

Wenn Sie ein konkretes Ziel erreicht haben, z. B. an einem Tag drei Hauptmahlzeiten und zwei Zwischenmahlzeiten eingenommen haben, sollten Sie nicht gleich zum nächsten Ziel voranschreiten, sondern das Erreichte zunächst als Erfolg für sich bewusst wahrnehmen und sich loben (vgl. Schritt 4 im Kasten Meilensteine erfolgreicher Selbsthilfe auf Seite 47). Sie können tatsächlich stolz auf sich sein, denn Sie haben den ersten Schritt getan, und Sie haben es verdient, sich selbst gegenüber anerkennende Worte zu finden:

- „Das ist richtig toll, dass ich mein Ziel für heute erreicht habe!"
- „Es war nicht einfach, aber ich habe es geschafft!"
- „Das ist ein guter Start, und ich bin sicher, dass ich weitere Ziele erreichen werde."

Für das weitere Vorgehen ist es wichtig zu bedenken, dass erreichte Veränderungen etwas Zeit brauchen, um sich zu stabilisieren. Es ist daher sinnvoll, die neu erworbenen Verhaltensmuster weiter einzusetzen und zu erproben, bevor die nächste Veränderung in Angriff genommen wird: Übung macht den Meister bzw. die Meisterin!

4.2 Veränderung von Körperunzufriedenheit

Wenn Sie unzufrieden mit Ihrer Figur und Ihrem Gewicht sind, kann es hilfreich sein, eine entspanntere bzw. zufriedenere Haltung gegenüber beidem aufzubauen. Der erste Schritt für Veränderung ist auch in diesem Problembereich die systematische Selbstbeobachtung. Führen Sie regelmäßig Protokoll über Ihre Gedanken und Bewertungen in Bezug auf Ihre Figur bzw. Ihr Gewicht (vgl. Arbeitsblatt 4 im Anhang auf Seite 79):

- In welchen Situationen kommen Ihnen negative Gedanken über Ihre Figur bzw. Ihr Gewicht in den Sinn?
- Was genau denken Sie über Ihre Figur? Ihr Gewicht? Ihr Aussehen?
- Welche Gefühle treten dabei auf?

> Das Tagebuch negativer Gedanken und Gefühle in Arbeitsblatt 4 (vgl. Anhang, Seite 79) können Sie zur Selbstbeobachtung nutzen und dort unangenehme Gedanken in Bezug auf Ihre Figur oder Ihr Gewicht notieren.

Wenn Sie Ihre negativen Gedanken über Ihren Körper bzw. Ihre Figur identifiziert haben, versuchen Sie im nächsten Schritt, die Plausibilität dieser Gedanken zu überprüfen, indem Sie die Gedanken systematisch auf ihren Realitätsgehalt hin überprüfen. Sie können sich beispielsweise folgende Fragen stellen:

- „Was macht mich so sicher, dass ich unattraktiv aussehe?"
- „Was spricht dafür, was spricht dagegen, dass meine Annahme ‚ich bin hässlich' stimmt?"
- „Kann man übergewichtig und dennoch schön sein? Kenne ich so jemanden?"
- „Zu wie viel Prozent hängt der Wert einer Person davon ab, ob jemand übergewichtig ist oder nicht?"

- „Was ist mir wichtig, wenn ich jemanden als gute Freundin oder guten Freund betrachte? Spielt das Körpergewicht da eine Rolle?“
- „Was zeichnet für mich einen Menschen als wertvoll aus?“
- „Was finden meine Freundinnen und Freunde an mir wertvoll?“

Als Ergebnis des systematischen Hinterfragens und Überprüfens Ihrer Gedanken und Bewertungen halten Sie neue Sichtweisen, Gedanken und Bewertungen in Bezug auf Ihr Körpergewicht und Ihre Figur fest und schreiben diese Gedanken als Antwort auf die negativen Gedanken in Ihr Tagebuch (vgl. Arbeitsblatt 4 im Anhang auf Seite 79).

Verhaltensübungen. Neben der Auseinandersetzung mit Ihrer Figur und Ihrem Gewicht durch innere Selbstgespräche und gedankliche Reflexion können Sie auch Körperbildübungen durchführen, die mittelfristig zu einer entspannteren Haltung gegenüber dem eigenen Körper bzw. gegenüber Figur und Gewicht beitragen. Da diese Übungen aber zunächst sehr starke negative Gefühle auslösen können, sind sie nur dann zu empfehlen, wenn Sie sich psychisch stabil genug fühlen, diese intensiven negativen Gefühle auszuhalten. Wenn Sie sich nicht sicher sind, ob Sie die Gefühle aushalten und die Übungen bis zum Ende durchführen können, belassen Sie es lieber bei der gedanklichen Auseinandersetzung mit negativen Gedanken und Gefühlen.

Wenn Sie es wagen wollen, sich Ihren negativen Gedanken und Gefühlen in Bezug auf Figur und Gewicht zu stellen, sollten Sie sich wiederholt und langandauernd (in der Regel ca. 40 bis 60 Minuten pro Übung) in einem möglichst großen Spiegel betrachten, in dem Sie sich sehr genau anschauen und für sich beschreiben, wie Sie aussehen. Stellen Sie sich vor, dass Sie jemandem, der oder die Sie nicht sehen kann, beschreiben möchten, was Sie genau sehen.

Fangen Sie am besten mit dem Gesicht und dem Kopf an, da es hier viel zu sehen und zu beschreiben gibt. Machen Sie dann weiter mit Ihrem Hals, Ihren Schultern, Ihrem Oberkörper, Armen, Bauch, Oberschenkeln bis hin zu den Füßen und Zehen. Sie können sich pro Übung auch auf einzelne Körperteile beschränken, zum Beispiel zunächst nur das Gesicht betrachten.

Tragen Sie zu Beginn Ihre ganz normale Alltagskleidung, bei den weiteren Übungen können Sie auch Kleidung tragen, die die Körperformen besser erkennen lässt (z. B. einen Gymnastikanzug). Versuchen Sie sich auch bewusst und langandauernd auf Körperzonen zu konzentrieren, die Sie mögen. Formulieren Sie in eigenen Worten, was Sie daran mögen.

Beenden Sie die Übung erst dann, wenn Sie es geschafft haben, sich bzw. die jeweiligen Körperbereiche, die Sie sich vorgenommen haben, genau anzuschauen, ohne extrem angespannt zu sein. Versuchen Sie zum Abschluss, Ihre Aufmerksamkeit immer auf einen Körperbereich zu richten, den Sie mögen. Formulieren Sie, was Sie daran mögen. Und vergessen Sie nicht, sich während und nach den Übungen zu loben, weil Sie sich diese schwierige Aufgabe vorgenommen haben!

Beachten Sie auch, dass diese Übungen nur dann in Eigenregie durchgeführt werden sollten, wenn Sie keine zu sehr ausgeprägten negativen Gefühle gegenüber Ihrer Figur haben. Anderenfalls kann es zum Abbruch der Übungen und zu einer Verschlimmerung der Symptomatik kommen. Wenn Sie die Übungen in Eigenregie durchführen, ist es wiederum wichtig, jede Veränderung, egal wie groß oder klein diese ist, wahrzunehmen und sich dafür zu loben, dass Sie es geschafft haben, sich Ihren Problemen auszusetzen und diese Schritt für Schritt zu verändern.

4.3 Bewegung und Stabilisierung des Gewichts

Durch regelmäßige Bewegung kann eine Verbesserung des Wohlbefindens und eine Stabilisierung des Körpergewichtes erreicht werden. Auch können regelmäßige Bewegung und Sport dazu beitragen, dass das Körpergewicht langfristig reduziert wird. Wichtig für Ihre Veränderung in Eigenregie ist allerdings, dass Sie zunächst Ihre Änderungsmotivation klären. Hierfür können folgende Fragen hilfreich sein:

- „Will ich mich mehr bewegen?“
- „Wie könnte ich mehr Bewegung in meinen Alltag integrieren?“
- „Welche sportlichen Aktivitäten passen zu mir?“
- „Was spricht für und was spricht gegen Veränderung?“
- „Passen sportliche Aktivitäten dauerhaft in meinen Alltag?“
- „Was müsste ich ändern, um mehr Zeit für sportliche Aktivitäten zu haben?“
- „Was habe ich davon?“

Nutzen Sie für die Abklärung Ihrer Änderungsmotivation das Arbeitsblatt 1 (vgl. Anhang, Seite 73) und gehen Sie systematisch alle Argumente durch, um sich bewusst für oder gegen eine Änderung zu entscheiden.

Nur wenn Sie sich wirklich klar darüber geworden sind, dass Sie mehr Bewegung in Ihren Alltag bringen wollen, werden Sie Ihren Lebensstil dauerhaft dahingehend ändern. Es ist zu erwarten, dass das hin und wieder nicht so gut klappt und Sie wieder in alte Verhaltensmuster zurückfallen (z. B. den Aufzug nehmen, anstatt die Treppen hochzugehen), aber es ist wichtig, dass Sie Ihr Ziel nicht aus den Augen verlieren und dran bleiben.

Auch ist es wichtig, dass Sie sich realistische Ziele setzen. Prüfen Sie genau, wie viel Bewegung Sie pro Tag dauerhaft in Ihren Alltag integrieren können. Stellen Sie sich zum Beispiel folgende Fragen:

- „An wie vielen Tagen fahre ich mit dem Fahrrad zur Arbeit?"
- „An wie vielen Tagen mache ich nach der Arbeit einen Spaziergang um den Häuserblock?"
- „Wo kann ich Aufzüge meiden und die Treppen nehmen?"

Wichtig ist auch, dass Sie jede Änderung bemerken und sich selbst dafür loben:

- „Ich bin heute zweimal für jeweils 30 Minuten spazieren gegangen. Das ist toll!"
- „Die frische Luft und die Bewegung tun mir gut – ich bin es mir wert, etwas für meine Gesundheit zu tun."
- „Ich habe eine lieb gewonnene Gewohnheit geändert und bewege mich jetzt mehr."
- „Ich habe heute den Aufzug gemieden und immer die Treppen genommen! Ich bin stolz auf mich! Ich bleibe dran!"

Wenn Sie sich als Ziel gesetzt haben, dass Sie durch mehr Bewegung nicht nur Ihr Körpergewicht stabilisieren, sondern auch abnehmen wollen, sind mehr als 150 Minuten an körperlicher Aktivität pro Woche erforderlich (Hilbert, Brauhardt & Munsch, 2017). Welche körperlichen Aktivitäten mit Blick auf Ihr Ausgangsgewicht und Ihren Gesundheitszustand empfehlenswert sind, muss eventuell professionell abgeklärt werden (z. B. durch Ihre Hausärztin bzw. Ihren Hausarzt).

Wiegen. Es ist sinnvoll, Ihr Körpergewicht regelmäßig zu kontrollieren, indem Sie sich einmal pro Woche, aber nicht häufiger, wiegen und sich das Gewicht notieren. Schwankungen im Körpergewicht sind normal und hängen von vielen Faktoren, z. B. der Flüssigkeitszufuhr, ab. Daher gilt auch: Nicht jedes Kilo, das Ihre Waage mehr anzeigt, haben Sie tatsächlich zugenommen. Versuchen Sie, entspannt zu bleiben, und behalten Sie es bei, Ihre Ernährung ausgewogen zu gestalten und mehr Bewegung in Ihren Alltag zu integrieren. Die Stabilisierung des Körpergewichts und auch geringfügige Gewichtsabnahmen brauchen Zeit und erfordern eine dauerhafte Umstellung des Lebensstils, wenn nachhaltige Effekte erzielt werden sollen. Sollte es dagegen vorkommen, dass sich Ihre Gewichtsprobleme stetig verschlechtern, sollten Sie in Betracht ziehen, professionelle Hilfe zu suchen.

4.4 Stress bewältigen, ohne zu essen

Grundsätzlich geht es beim Thema Stressbewältigung zum einen um Strategien der akuten Stressbewältigung und zum anderen um Strategien, die langfristig helfen, Stress vorzubeugen.

Akute Stressbewältigung. Hier bieten sich zwei Richtungen der Verhaltensänderung an, die beide sinnvoll sein können: (1) Stressreaktionen aushalten lernen, ohne zu essen, und (2) alternative Verhaltensweisen zum Essen einsetzen.

Stressreaktionen aushalten lernen. Es kann sein, dass bereits der bloße Anblick von Nahrungsmitteln für Sie mit einem ausgeprägten Drang zu essen und entsprechender innerer Anspannung verbunden ist. Es empfiehlt sich daher, zunächst damit zu beginnen, sich wiederholt appetitlichen Nahrungsmitteln auszusetzen, diese aber nicht zu essen. Voraussetzung für diese Übung ist, dass Sie satt sind, wenn Sie damit beginnen. Außerdem sollten Sie sich bewusst vornehmen, die appetitlichen Nahrungsmittel nicht zu essen. Zudem sollten Sie diese Übung erst dann machen, wenn Sie bereits ein stabiles regelmäßiges Essverhalten im Sinne einer regelmäßigen Mahlzeitenstruktur aufgebaut haben.

Wählen Sie für die Übung vor allem auch Nahrungsmittel aus, die Sie bevorzugt während Ihrer Essanfälle verzehren. Vermutlich haben die Nahrungsmittel eine unterschiedlich starke „Sogkraft“ auf Sie; beginnen Sie mit einem Nahrungsmittel, das Sie gern essen, aber bei dem Sie nicht unbedingt das Gefühl haben, die Kontrolle über Ihr Essverhalten zu verlieren. Sobald Sie es wiederholt geschafft haben, das Nahrungsmittel genau zu betrachten, daran zu riechen und einen kleinen Bissen abzubeißen, ohne das Nahrungsmittel zu verzehren, wählen Sie ein anderes Nahrungsmittel aus. Wenn Sie auch damit die Übung problemlos durchführen konnten, wählen Sie ein für Sie schwierigeres Nahrungsmittel aus, bei dem Sie mehr Kraft brauchen, dem Impuls zu widerstehen, das Nahrungsmittel zu verzehren. Schließlich setzen Sie sich gleichzeitig mehreren Nahrungsmitteln aus, indem Sie mehrere Nahrungsmittel vor sich ausbreiten, die Sie gern essen. Suchen Sie sich das Nahrungsmittel aus, das Sie in dem betreffenden Moment am meisten anspricht, und setzen Sie sich mit all Ihren Sinnen dem Nahrungsmittel aus. Wählen Sie im Anschluss an die ausgiebige Exposition gegenüber diesem Nahrungsmittel weitere Nahrungsmittel aus, denen Sie sich aussetzen. Ein zentrales Kriterium für den Wechsel zwischen den Nahrungsmitteln ist, dass es Ihnen gelingt, sich dem zunächst ausgewählten Nahrungsmittel entspannter auszusetzen, und Ihr Bedürfnis zu essen bei diesem Nahrungsmittel deutlich nachlässt. Im Verlauf der Übungen können Sie immer mehr Nahrungsmittel aufnehmen, bei denen Sie Ihr Bedürfnis zu essen schwerer kontrollieren können.

In der Fachsprache nennen wir diese Übungen *Nahrungsexposition mit Reaktionsverhinderung*. Es geht darum, die Nahrungsmittel mit all Ihren Sinnen auf sich wirken zu lassen, die dabei entstehenden Gedanken und Gefühle auszuhalten und zu entdecken, dass sich Ihre Gedanken und Gefühle im Verlauf der Übungen von ganz allein verändern. Planen Sie diese Übungen ganz gezielt. Führen Sie die Übungen durch, wenn Sie Zeit dafür haben (mindestens 60 Minuten) und wenn Sie satt, d.h. nicht hungrig sind. Wichtig ist: Ziel ist nicht, die Nahrungsmittel zu essen. Betrachten Sie die Nahrungsmittel, riechen Sie daran, beißen Sie ein wenig davon ab und lassen Sie dies langsam auf der Zunge zergehen. Beschreiben Sie, wie das schmeckt, indem Sie den Geschmack laut einem fiktiven Gegenüber beschreiben. Geben Sie kontinuierlich an, wie groß Ihr Bedürfnis ist, das Nahrungsmittel schnell und komplett aufzuessen (z.B. von 0 = kein Essbedürfnis bis 100 = sehr starkes Essbedürfnis). Zeichnen Sie den Verlauf Ihres Essbedürfnisses auf (z.B. in einer Abbildung, in der horizontal die Anzahl der Expositionen gegenüber dem

Nahrungsmittel und vertikal das Essbedürfnis abgetragen ist; siehe dazu Abbildung 3). Möglicherweise verändert sich Ihr Essbedürfnis nach mehrmaliger Wiederholung des Betrachtens, Riechens und Schmeckens. Wenn das nicht so ist, lassen Sie sich dadurch nicht beunruhigen, die Verläufe sind von Person zu Person unterschiedlich. Bei manchen Menschen sinkt das Essbedürfnis bereits bei dem ersten Durchgang dieser Art, bei anderen Personen sind mehrere Durchgänge des Betrachtens, Riechens und Schmeckens nötig. Es kann auch hilfreich sein, diese Übung mit anderen Menschen zusammen zu machen, z. B. einem Freund oder einer Freundin. Das gemeinsame Durchführen dieser Übung wird häufig als Schutz davor erlebt, bei der Übung in einen Essanfall hineinzugleiten. Nachdem Sie die Übung durchgeführt haben, sorgen Sie dafür, dass Sie nicht länger den Nahrungsmitteln ausgesetzt sind und dadurch die Wahrscheinlichkeit für einen Essanfall steigt. Nahrungsmittel, die direkt Gegenstand Ihrer Übung (des Betrachtens, Riechens, Schmeckens) waren, entsorgen Sie am besten; andere Nahrungsmittel bewahren Sie angemessen auf (Kühlschrank, Küchenschrank etc.).

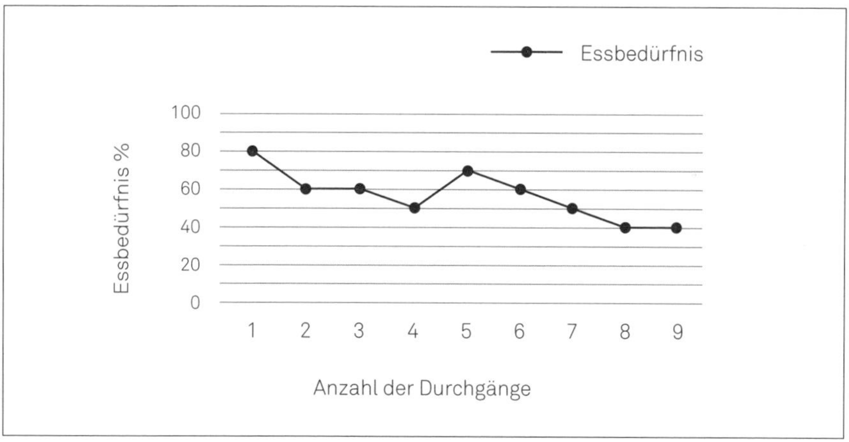

Abbildung 3: Verlaufsbeispiel bei einer Nahrungsexposition

Nahrungsexposition bei gleichzeitiger Exposition gegenüber Stresssituationen. Wenn Sie die Übung mit der puren Exposition gegenüber Nahrungsmitteln mehrmals durchgeführt und die Erfahrung gemacht haben, dass Ihr Essbedürfnis im Verlauf einer jeden Übung immer schwächer ausgeprägt war, können Sie den nächsten Schritt wagen. Voraussetzung ist auch hier, dass Sie satt sind, wenn Sie die neue Übung angehen. Sie können nun versuchen, sich zusätzlich belastende Situationen in Erinnerung zu rufen, d.h. Ihre Stimmung dadurch zu verschlechtern, und es dennoch auszuhalten, nicht von den Nahrungsmitteln zu essen, die Sie vor sich aufgebaut haben. Versuchen Sie, Nahrungsmittel wie eine Beobachterin bzw. ein Beobachter oder eine Forscherin bzw. ein Forscher von außen zu beschreiben. Beschreiben Sie, was Sie wahrnehmen, riechen und schmecken, aber essen Sie die Nahrungsmittel nicht.

Versuchen Sie dann, sich an eine Situation zu erinnern, die in letzter Zeit für Sie belastend war und die zu einem Essanfall führte. Um alle Gedanken und Gefühle wach werden zu lassen, können Sie bei der Erinnerung an die Situation zunächst die Augen schließen und sich in der Vorstellung alles möglichst genau vergegenwärtigen:

Übung: Erinnerung an Stresssituationen

Schließen Sie die Augen und lassen Sie sich Zeit, um die konkrete Situation zu erinnern, die kürzlich bei Ihnen zu unangenehmen Gefühlen und zu einem Essanfall führte:

- Vielleicht haben Sie jetzt ein inneres Bild davon, was genau passiert ist?
- Wann war das?
- Wer war dabei?
- Was ist genau passiert?
- Was sehen Sie vor Ihrem inneren Auge?
- Was riechen Sie?
- Wie fühlt sich Ihr Körper an?
- Was tun Sie?
- Wie fühlen Sie sich?

Wenn Sie sich die Situation genau vorstellen können, die kürzlich zu einem Essanfall führte, und wenn Sie auch die Gefühle wieder nachempfinden können, die mit der Situation einhergingen, dann öffnen Sie wieder Ihre Augen und konzentrieren sich auf die Nahrungsmittel, die vor Ihnen stehen. Wählen Sie ein Nahrungsmittel aus, auf das Sie im aktuellen Moment am meisten Appetit haben. Betrachten Sie es genau, riechen und lecken Sie daran, beißen Sie kleine Bissen ab, aber essen Sie das Nahrungsmittel nicht. Halten Sie die Anspannung aus, sie wird von allein zurückgehen, ohne dass Sie essen.

Im Verlauf der Übung können Sie sich auf weitere Nahrungsmittel konzentrieren, die vor Ihnen liegen und auf die Sie Appetit haben. Auch hier kann es sinnvoll sein, eine vertraute Person hinzuzuziehen, die allein durch ihre Gegenwart verhindert, dass Sie in einen Essanfall hineingleiten. Die Erfahrung zeigt, dass die Stressreaktionen mit der Zeit weniger stark ausgeprägt sind und Entspannung eintritt, ohne dass Sie das Essen als Methode zur Spannungsreduktion einsetzen mussten. Diese neue Erfahrung sollte Sie stolz machen! Sie haben es geschafft, eine Gewohnheit zu brechen. Sie sollten sich diese positiven Erlebnisse im Gedächtnis einprägen und sich dafür loben.

Alternative Verhaltensweisen aufbauen. Neben dem Ziel, Stressreaktionen auszuhalten ohne zu essen, können Sie sich zudem vornehmen, das *Essen in Stresssituationen durch alternative Verhaltensweisen* zu ersetzen. Schreiben Sie verschiedene alternative Aktivitäten auf, die Sie auch tatsächlich ausführen könnten, ohne zu essen. Nehmen Sie sich keine Aktivitäten vor, die zwar sinnvoll sein können, aber die in Ihrem Alltag nicht umsetzbar sind. Mögliche Aktivitäten zum Spannungsabbau anstelle des Essens können zum Beispiel sein:

- Spazierengehen,
- sportliche Aktivitäten (z. B. Joggen, Pilates, Gymnastik, Fahrradfahren),
- Freunde oder Verwandte anrufen und erzählen, was so stressig ist,
- Tagebuch führen und alles genau aufschreiben, was Sie stresst,
- Musik hören,
- Entspannungsübungen durchführen.

Wenn Sie eine Liste mit möglichen Aktivitäten haben, die Sie als „Ersatzhandlung“ zum Essen einsetzen können, wählen Sie eine Aktivität aus und versuchen Sie, diese Aktivität anstelle des Essens einzusetzen. Das wird vermutlich nicht immer und vor allem nicht auf Anhieb klappen. Bleiben Sie dran! Verhaltensänderungen erfordern stetigen Einsatz und Geduld; Änderungen sind in der Regel erst nach mehreren Versuchen erfolgreich umsetzbar. Loben Sie sich für jeden Versuch, den Sie machen! Jeder Versuch zur Verhaltensänderung zählt!

Stress vorbeugen. Sie können langfristig auch versuchen, in jenen Bereichen Kompetenzen zu erwerben, die bei Ihnen häufig zu Stress und dann zu Essanfällen führen. Nutzen Sie im ersten Schritt wieder die systematische Selbstbeobachtung, um herauszufinden, welche Bereiche dies bei Ihnen sind. Wenn Sie Ihr Essanfallstagebuch (vgl. Arbeitsblatt 3 im Anhang auf den

Seiten 76–78) regelmäßig führen, können Sie erkennen, in welchen Bereichen Sie eventuell Kompetenzen ausbauen sollten, um langfristig weniger Stress zu haben. Dies können zum Beispiel Probleme im zwischenmenschlichen Bereich sein (z. B. nicht Nein sagen können), die durch den Aufbau sozialer Kompetenzen (z. B. Konflikte durch direktes Ansprechen lösen) verbessert werden können, sodass Essanfälle als „Problemlöser“ langfristig überflüssig werden. Hilfreich können dabei Selbsthilfebücher sein, die sich auf den Aufbau von Fertigkeiten im Umgang mit Stress konzentrieren (z. B. Stächele, Heinrichs & Domes, 2020). Wenn die Essanfälle oder andere Probleme weiter bestehen, unter denen Sie leiden, und wenn Sie motiviert sind, die Essanfälle oder anderen Probleme zu verändern, suchen Sie professionelle Hilfe auf (vgl. auch Kapitel 7).

5 Wer kann von Selbsthilfe profitieren?

Vielversprechend kann Selbsthilfe bei Menschen sein, die ausschließlich an einer Binge-Eating-Störung und nicht zusätzlich an anderen psychischen Erkrankungen wie Depressionen oder Angststörungen leiden. Vielversprechend kann Selbsthilfe auch bei Menschen mit Binge-Eating-Störung sein, bei denen die Essstörung bisher nur leicht ausgeprägt ist, das heißt, dass es zwar immer wieder Essanfälle gibt, dass es daneben aber doch häufig eine regelhafte Abfolge der Mahlzeiten mit normalen Portionsgrößen und ausgewogener Ernährung gibt. Selbsthilfe kann auch dann sinnvoll sein, wenn die Wartezeit bis zum Beginn einer professionellen Psychotherapie überbrückt werden soll oder wenn die erreichten Behandlungserfolge einer Psychotherapie in Eigenregie stabilisiert werden sollen.

6 Was können Angehörige tun?

Wenn aus Ihrem Familien- oder Freundeskreis jemand an wiederkehrenden Essanfällen leidet, die ein Hinweis auf eine Essstörung wie die Binge-Eating-Störung sein könnten, so ist es zunächst wichtig, dass Sie sich vor Augen führen, dass es sich dabei um eine Essstörung von Krankheitswert handeln kann. Es sind dafür also nicht „böser Wille" oder mangelnde Selbstdisziplin Ihres Familienangehörigen oder Ihrer Freundin bzw. Ihres Freundes verantwortlich.

Sobald Sie sich über die Symptomatik der Binge-Eating-Störung informiert haben (vgl. Kapitel 1), suchen Sie das Gespräch mit der Ihnen nahestehenden Person, die vermutlich unter einer Essstörung leidet. Versuchen Sie gemeinsam herauszufinden, ob es sich um eine milde Ausprägung einer essanfallsbezogenen Symptomatik oder bereits um das Vollbild der Binge-Eating-Störung mit ggf. schwerer Ausprägung handelt (vgl. dazu Kapitel 1.1). Respektieren Sie aber auch, wenn die betreffende Person keine Hilfe in Anspruch nehmen möchte, und bieten Sie Ihre Unterstützung an, wenn gewünscht.

Wenn es für die betreffende Person möglich erscheint, ihre Probleme zunächst in Eigenregie anzugehen (vgl. dazu Kapitel 4), und sie bereit ist, Hilfe in Anspruch zu nehmen, dann versuchen Sie, dies im Rahmen Ihrer Möglichkeiten, also ohne sich selbst zu überfordern, zu unterstützen. Sie können helfen, indem Sie mit der betreffenden Person Übungen zur Selbsthilfe besprechen, bei einigen der beschriebenen konkreten Übungen anwesend sind oder sogar mitmachen. So hat sich gezeigt, dass Personen, die an einer Binge-Eating-Störung leiden, selten Essanfälle haben, wenn andere Menschen dabei sind.

Sie könnten z. B. anbieten, die Tagesstruktur der Mahlzeiten gemeinsam zu planen und die eine oder andere Mahlzeit auch gemeinsam einzunehmen. Sie könnten dabei beide die Achtsamkeits- und Genussregeln beim Essen trainieren. Sie könnten auch besprechen, wie Sie bei Ihrem eigenen Essverhalten sicherstellen, dass Sie sich ausgewogen ernähren. Wichtig ist, jeglichen Veränderungsschritt positiv hervorzuheben und die betreffende Person für ihren Einsatz zur Veränderung ihrer psychischen Probleme wertschätzend zu loben. Denn Verhaltensänderungen fallen häufig nicht leicht (vgl. dazu Kapitel 2.3).

Auch bei der Übung zur Wahrnehmung und Beschreibung der eigenen Figur könnten Sie einfach dabei sein und die betreffende Person immer wieder auffordern, sich möglichst konkret zu beschreiben. Vergessen Sie auch hier nicht zu loben, denn die Aufgabe ist schwierig. Wenn sich die betroffene Person einseitig negativ beschreibt und Sie eine andere Sicht haben, können Sie auch Feedback geben, was Sie am Aussehen der Person mögen.

Denken Sie zudem über Ihre eigenen Maßstäbe zur Bewertung von körperlicher Attraktivität nach und stellen Sie Ihre eigenen Bewertungsmaßstäbe auf den Prüfstand. Nicht selten wird in unserem Kulturkreis ausschließlich ein schlanker Körper mit Schönheit gleichgesetzt. Die Verinnerlichung einer solchen Sichtweise verhindert das Entdecken und Zulassen vielfältiger Ausdrucksformen von Attraktivität. Als Konsequenz kann es passieren, dass Sie die Ihnen nahestehende Person durch eine sehr enge Schablone im Hinblick auf ihr Körpergewicht und ihre Figur bewerten, sodass Sie vielleicht viel Kritik an ihrem Aussehen hegen und auch äußern. Denken Sie darüber nach, ob die Kritik berechtigt ist, ob sie konstruktiv ist, also etwas ändern kann, oder ob die Kritik eventuell auch mit Ihren Maßstäben zur Einschätzung von Attraktivität zu tun hat. Übergewicht und Adipositas werden in unserer Gesellschaft stigmatisiert, d. h. abgewertet. Besonders in diesem Zusammenhang ist wichtig, zu berücksichtigen, dass Kritik an Figur oder Gewicht von der betreffenden Person als verletzend empfunden werden kann. Daher ist Vorsicht mit figur- und gewichtsbezogener Kritik geboten. Alternativ könnten Sie die eigene Einstellung der betreffenden Person erfragen – häufig besteht selbst eine starke Unzufriedenheit in Bezug auf die eigene Figur oder das eigene Gewicht.

Sehr gut eignet sich auch die Nahrungsexposition für eine gemeinsame Übung. Es kann für die betreffende Person mit einer Binge-Eating-Störung ein Schutz vor einem Essanfall sein, wenn Sie einfach da sind, zusehen und zuhören. Aber Sie können genauso gut mitmachen, indem auch Sie kleine Bissen von den Nahrungsmitteln nehmen und deren Aussehen, Geruch und Geschmack beschreiben. Denken Sie auch hier daran, dass Lob sehr hilfreich und ermutigend für die Stabilisierung des Erreichten ist.

Achten Sie aber stets gut darauf, ob Sie weiterhin Hilfe anbieten können oder ob Sie selbst dadurch zu sehr belastet werden. Ermutigen Sie dann die Ihnen nahestehende Person, andere Hilfen, vielleicht eine professionelle Psychotherapie, in Anspruch zu nehmen.

7 Wo bekommt man Hilfe?

Es kann sein, dass Selbsthilfe nicht ausreicht, sondern eine professionelle Psychotherapie für die Behandlung der Binge-Eating-Störung notwendig ist. Dies können Sie zum Beispiel daran erkennen, dass durch die Selbsthilfe-Übungen keine Verbesserungen eingetreten sind, obwohl Sie aktiv daran gearbeitet haben.

Sie können bei den lokalen Krankenkassen oder den Ärzte- und Psychotherapeutenkammern Informationen darüber erhalten, wer in Ihrer Region Psychotherapie in den Richtlinienverfahren, insbesondere der kognitiven Verhaltenstherapie, anbietet. Des Weiteren können über das Internet Expertinnen und Experten auf dem Gebiet dieser Essstörung ausfindig gemacht werden.

Eine wertvolle Adresse bei der Suche nach geeigneten Behandlungsmöglichkeiten ist die Internetseite der Arbeitsgemeinschaft der Wissenschaftlichen und Medizinischen Fachgesellschaften in Deutschland (AWMF) und die dort aufgeführte Behandlungsleitlinie für Essstörungen sowie die zugehörige Patientenleitlinie:

- https://www.awmf.org/leitlinien/detail/ll/051-026.html

Weitere hilfreiche Internetadressen sind die der Bundeszentrale für gesundheitliche Aufklärung und des Bundesgesundheitsministeriums:

- https://www.bzga-essstoerungen.de/
- https://www.bundesgesundheitsministerium.de/service/begriffe-von-a-z/e/essstoerungen.html

Anhang

Zitierte Literatur

AWMF online (2018). *S3-Leitlinie Diagnostik und Behandlung der Essstörungen.* Verfügbar unter: https://www.awmf.org/uploads/tx_szleitlinien/051-026l_S3_Essstoerung-Diagnostik-Therapie_2020-03.pdf

Hilbert, A., Brauhardt, A. & Munsch, S. (2017). *Ratgeber Übergewicht und Adipositas. Informationen für Betroffene und Angehörige.* Göttingen: Hogrefe. https://doi.org/10.1026/02761-000

Hilbert, A., Petroff, D., Herpertz, S., Pietrowsky, R., Tuschen-Caffier, B., Vocks, S. & Schmidt, R. (2019). Meta-analysis of the efficacy of psychological and medical treatments for binge-eating disorder. *Journal of Consulting and Clinical Psychology, 87*(1), 91–105. https://doi.org/10.1037/ccp0000358

Stächele, T., Heinrichs, M. & Domes, G. (2020). *Ratgeber Stress und Stressbewältigung. Informationen für Betroffene und Angehörige.* Göttingen: Hogrefe. https://doi.org/10.1026/02824-000

Literaturempfehlungen

AWMF online (2018). *S3-Leitlinie Diagnostik und Behandlung der Essstörungen.* Verfügbar unter: https://www.awmf.org/uploads/tx_szleitlinien/051-026l_S3_Essstoerung-Diagnostik-Therapie_2020-03.pdf

Bauer, A., Vocks, S. & Legenbauer, T. (2015). *Wer schön sein will, muss leiden? Wege zu einem positiven Selbstbild – ein Ratgeber* (2., überarb. Aufl.). Göttingen: Hogrefe.

Fairburn, C. G. (2020). Ess-Attacken stoppen. Ein Selbsthilfeprogramm gegen Binge Eating (4. Aufl.). Bern: Hogrefe.

Hautzinger, M. (2018). *Ratgeber Depression. Informationen für Betroffene und Angehörige.* Göttingen: Hogrefe. https://doi.org/10.1026/02860-000

Hilbert, A., Brauhardt, A. & Munsch, S. (2017). *Ratgeber Übergewicht und Adipositas. Informationen für Betroffene und Angehörige.* Göttingen: Hogrefe. https://doi.org/10.1026/02761-000

Stächele, T., Heinrichs, M. & Domes, G. (2020). *Ratgeber Stress und Stressbewältigung. Informationen für Betroffene und Angehörige.* Göttingen: Hogrefe. https://doi.org/10.1026/02824-000

Tuschen-Caffier, B. & Hilbert, A. (2016). *Binge-Eating-Störung* (Fortschritte der Psychotherapie, Bd. 62). Göttingen: Hogrefe.

Arbeitsblätter

Arbeitsblatt: Klärung der Änderungsmotivation 1

Was spricht für und was spricht gegen eine Veränderung meiner Essprobleme?

Überlegen Sie sich Vor- und Nachteile, die für die Veränderung oder das Beibehalten Ihrer Essprobleme sprechen. Denken Sie auch darüber nach, ob es sich um kurzfristig oder langfristig wirkende Vor- und Nachteile handelt. Hilfreich ist es, wenn Sie alle Vor- und Nachteile notieren. Schätzen Sie dann ein, ob sich für Sie der Aufwand eines Selbsthilfeprogrammes lohnt.

***Gegen* die Veränderung meiner Essprobleme spricht:**	***Für* die Veränderung meiner Essprobleme spricht:**

Arbeitsblatt: Ernährungstagebuch 2

Anleitung zum Ausfüllen des Ernährungstagebuches

Bitte machen Sie Ihre Angaben regelmäßig und zeitnah. Es hat sich gezeigt, dass man sich schon wenige Stunden nach dem Essen nicht mehr genau an die Details erinnern kann. Für Ihr Selbstmanagement ist es wichtig, dass die Angaben möglichst genau sind. Bitte orientieren Sie sich bei Ihren Angaben im Tagebuch an den folgenden Beschreibungen:

Anfang/Ende	Tragen Sie die Uhrzeit zu Beginn und zum Ende der Mahlzeit ein.
Wo? Mit wem?	Tragen Sie ein, wo Sie diese Mahlzeit eingenommen haben (z. B. beim Einkaufen, auf dem Heimweg, zu Hause am Küchentisch). Geben Sie an, mit wem Sie die Mahlzeit zu sich genommen haben (z. B. allein, im Freundeskreis, im Arbeitskollegium).
Hunger (0–7)	Schätzen Sie auf einer Skala von 0 bis 7 Ihr Hungergefühl vor der Mahlzeit ein. 0 bedeutet „nicht hungrig", 7 bedeutet „sehr hungrig".
Menge und Art der Nahrungsmittel/Getränke	Notieren Sie die jeweilige Menge der Nahrungsmittel und Getränke so genau wie möglich. Machen Sie Ihre Angaben z. B. in Stück, Gramm oder Liter. Schreiben Sie hier genau auf, welche Nahrungsmittel und Getränke Sie zu sich genommen haben.
Essanfall (Ja/Nein)	Tragen Sie hier ein, ob diese Mahlzeit für Sie ein Essanfall war oder nicht. Wenn ja, denken Sie bitte auch daran, das Essanfallstagebuch auszufüllen.
Kontrollverlust	Schätzen Sie hier ein, wie stark Sie das Gefühl hatten, mit dem Essen aufhören zu können. 0 bedeutet „Gefühl der vollständigen Kontrolle", 7 bedeutet „extrem starkes Gefühl, die Kontrolle über das Essen zu verlieren"
Sorge, zuzunehmen	Schätzen Sie auf einer Skala von 0 bis 7 Ihre Sorge ein, bei dieser Mahlzeit zuzunehmen. 0 bedeutet „keine Sorge zuzunehmen", 7 bedeutet „extreme Sorge".

Arbeitsblatt: Ernährungstagebuch (Forts.) 2

Datum: ____________ Wochentag: ____________

Wann? (Anfang/ Ende)	Wo? Mit wem?	Hunger (0–7)	Menge und Art der Nahrungsmittel/ Getränke	Essanfall (Ja/Nein)	Kontroll-verlust (Ja/Nein)	Sorge zu-zunehmen (0–7)
8:00–8:30	Zu Hause, allein	Ein bisschen: 3	1 Milchkaffee, 1 Orangensaft, 2 Brötchen mit Käse, 1 Schokoriegel	Nein	Nein	0

Arbeitsblatt: Essanfallstagebuch 3

Anleitung zum Ausfüllen des Essanfallstagebuches

Gefühle vor dem Essanfall: Das Protokoll über die Essanfälle dient dazu, einen genauen Eindruck davon zu bekommen, womit Ihre Essanfälle im Zusammenhang stehen. Nur so können die Veränderungsstrategien optimal auf Ihre Problemlage abgestimmt werden. Essanfälle können zum Beispiel im Zusammenhang mit negativen Gefühlen stehen, bzw. negative Gefühle können den Essanfällen vorausgehen. Für die Veränderungsplanung ist es wichtig, ob sich bestimmte Muster ergeben, also ob bestimmte Gefühle wie Traurigkeit, eine innere Anspannung, Ärger oder Angst systematisch den Essanfällen vorausgehen. Sie können durch ein Kreuz auf der Skala von 0 bis 7 jeweils angeben, ob ein bestimmtes Gefühl einem bestimmten Essanfall vorausging. Zusätzlich können Sie in eigenen Worten ein Gefühl benennen, das in der Aufzählung nicht vorkommt, aber das vielleicht für die konkrete Situation Ihr Gefühl besser beschreibt.

Auslösendes Ereignis für den Essanfall: Negative Gefühle stehen häufig – aber nicht immer – mit Ereignissen im Zusammenhang, die das Gefühl ausgelöst haben. Das können z. B. Erlebnisse sein wie ein Streit in der Familie, zu viele zu erledigende Aufgaben über den Tag hinweg oder eine Prüfungssituation. Bitte geben Sie an, welches Ereignis im konkreten Fall bei Ihnen einen Essanfall ausgelöst haben könnte. Wenn es kein konkretes Ereignis gab, dann machen Sie dies entsprechend deutlich (z. B. indem Sie notieren: „Es gab kein konkretes Ereignis").

Gedanken vor dem Essanfall: Manchmal gehen den Essanfällen auch konkrete Gedanken *voraus*, wie z. B. Erinnerungen an negative Ereignisse, Sorgen (z. B. um die Figur, um die eigene Zukunft, die Gesundheit), oder Selbsteinschätzungen, dass man ohne das Essen ein Problem nicht lösen kann etc. Bitte beobachten Sie Ihre Gedanken und machen Sie jeweils Angaben dazu, ob es bestimmte Gedanken oder Vorstellungsbilder gibt, die den Essanfällen vorausgehen.

Gedanken während des Essanfalls: Für die Veränderung Ihrer Probleme ist es auch wichtig zu wissen, ob bestimmte Gedanken *während* eines Essanfalls auftreten (z. B. Gedanken wie „Das tut gut. Das brauche ich jetzt" oder „Warum isst du schon wieder. Hör doch auf damit"). Beobachten Sie möglichst Ihren Gedankenstrom auch während eines Essanfalls und machen Sie zeitnah nach dem Essanfall Ihre Angaben.

Gefühle/Gedanken nach dem Essanfall: Ebenso protokollieren Sie bitte Ihre Gedanken und Gefühle im Anschluss an einen Essanfall.

Da Protokolle zu Gedanken und Gefühlen am aussagekräftigsten sind, wenn die Angaben möglichst zeitnah gemacht wurden, bitten wir Sie, dass Sie Ihre Angaben möglichst kurz nach einem Essanfall machen.

Arbeitsblatt: Essanfallstagebuch (Forts.) **3**

Datum: ______________ Beginn des Essanfalls: ____________ Uhr

Ende des Essanfalls: ____________ Uhr

Gefühle *vor* dem Essanfall		gering							stark
	ängstlich	0	1	2	3	4	5	6	7
	traurig	0	1	2	3	4	5	6	7
	angespannt	0	1	2	3	4	5	6	7
	gut gelaunt	0	1	2	3	4	5	6	7
	ärgerlich	0	1	2	3	4	5	6	7
	beschämt	0	1	2	3	4	5	6	7
	müde	0	1	2	3	4	5	6	7
	anderes Gefühl:	0	1	2	3	4	5	6	7
Auslösendes Ereignis für den Essanfall									
Gedanken *vor* dem Essanfall									

Arbeitsblatt: Essanfallstagebuch (Forts.) 3

<table>
<tr><td>Gedanken während des Essanfalls</td><td colspan="9"></td></tr>
<tr><td rowspan="9">Gefühle nach dem Essanfall</td><td></td><td>gering</td><td></td><td></td><td></td><td></td><td></td><td></td><td>stark</td></tr>
<tr><td>ängstlich</td><td>0</td><td>1</td><td>2</td><td>3</td><td>4</td><td>5</td><td>6</td><td>7</td></tr>
<tr><td>traurig</td><td>0</td><td>1</td><td>2</td><td>3</td><td>4</td><td>5</td><td>6</td><td>7</td></tr>
<tr><td>angespannt</td><td>0</td><td>1</td><td>2</td><td>3</td><td>4</td><td>5</td><td>6</td><td>7</td></tr>
<tr><td>gut gelaunt</td><td>0</td><td>1</td><td>2</td><td>3</td><td>4</td><td>5</td><td>6</td><td>7</td></tr>
<tr><td>ärgerlich</td><td>0</td><td>1</td><td>2</td><td>3</td><td>4</td><td>5</td><td>6</td><td>7</td></tr>
<tr><td>beschämt</td><td>0</td><td>1</td><td>2</td><td>3</td><td>4</td><td>5</td><td>6</td><td>7</td></tr>
<tr><td>müde</td><td>0</td><td>1</td><td>2</td><td>3</td><td>4</td><td>5</td><td>6</td><td>7</td></tr>
<tr><td>anderes Gefühl:</td><td>0</td><td>1</td><td>2</td><td>3</td><td>4</td><td>5</td><td>6</td><td>7</td></tr>
<tr><td>Gedanken nach dem Essanfall</td><td colspan="9"></td></tr>
</table>

Arbeitsblatt: Tagebuch negativer Gedanken und Gefühle in Bezug auf Figur oder Gewicht

4

Sobald Sie *unangenehme oder negative Gedanken in Bezug auf Ihre Figur oder Ihr Gewicht* bei sich wahrnehmen, notieren Sie diese. Achten Sie auch auf damit einhergehende *Gefühle* und versuchen Sie zu beschreiben, um welche Gefühle es sich handelt. Beschreiben Sie auch die *Situation*, die möglicherweise die Gedanken und Gefühle ausgelöst hat. Überlegen Sie sich dann einen *alternativen Gedanken*, der zur Veränderung der Unzufriedenheit mit Ihrer Figur oder Ihrem Gewicht beitragen kann.

Datum/ Uhrzeit	Situation/ Auslöser	Gefühle/ Stimmung	Gedanken/ Innere Bilder	Alternative Gedanken
18.12.20/ 18 Uhr	Habe mich gewogen	ärgerlich und traurig	• Ich habe immer noch nicht abgenommen • Ich sehe hässlich aus	• Abnehmen braucht Zeit, ich arbeite daran, stelle meinen Lebensstil um, das braucht Zeit, ist aber besser als schnelles Abnehmen • Ich werde mich und meine Attraktivität nicht auf die Kilos reduzieren, die ich auf die Waage bringe! • Ich finde, dass meine Körperproportionen gut zusammenpassen.

Buchtipps

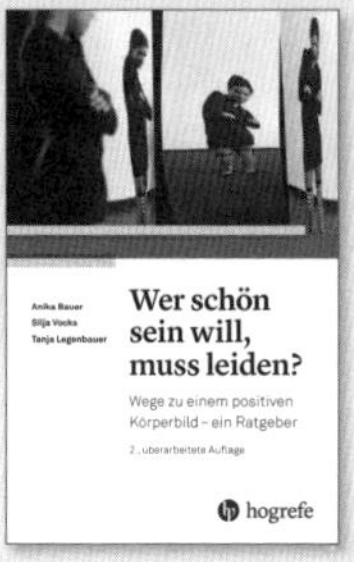

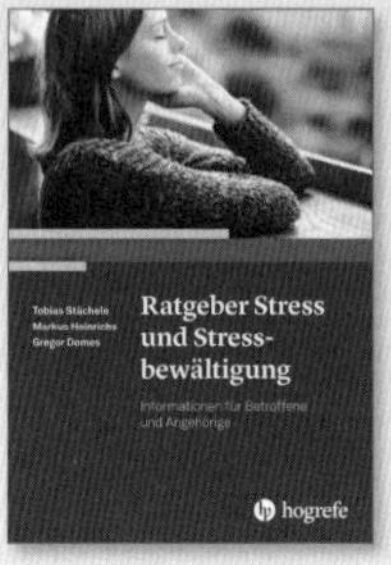

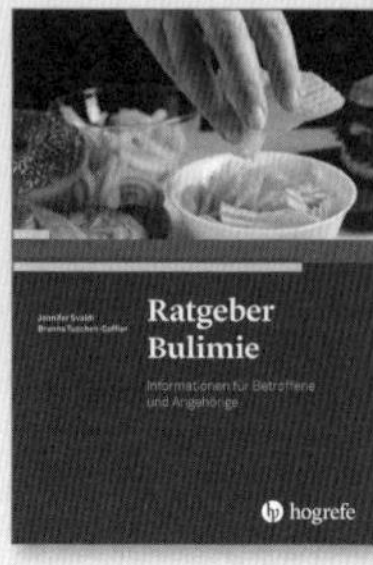

Anika Bauer / Silja Vocks / Tanja Legenbauer
Wer schön sein will, muss leiden?
Wege zu einem positiven Körperbild – ein Ratgeber

2., überarb. Aufl. 2016, 158 Seiten, Kleinformat, € 16,95 (DE) / € 17,50 (AT) / CHF 21.90
ISBN 978-3-8017-2716-1
Auch als eBook erhältlich

Die Neubearbeitung des Ratgebers informiert über die Ursachen eines gestörten Körperbildes sowie die Entwicklung von Essstörungen und zeigt anhand von Übungen, wie Ängste im Zusammenhang mit dem eigenen Körper abgebaut werden können.

Tobias Stächele et al.
Ratgeber Stress und Stressbewältigung
Informationen für Betroffene und Angehörige

(Reihe: „Ratgeber zur Reihe Fortschritte der Psychotherapie", Bd. 43). 2020, 103 Seiten, Kleinformat, € 9,95 (DE) / € 10,30 (AT) / CHF 13.50
ISBN 978-3-8017-2824-3
Auch als eBook erhältlich

Der Ratgeber informiert über das Phänomen Stress und gibt einen Überblick über Maßnahmen, die dabei helfen, Stress zu reduzieren und hohe Anforderungen im Alltag und im Beruf gesundheitsförderlich zu bewältigen.

Jennifer Svaldi / Brunna Tuschen-Caffier
Ratgeber Bulimie
Informationen für Betroffene und Angehörige

(Reihe: „Ratgeber zur Reihe Fortschritte der Psychotherapie", Bd. 46). 2022, 91 Seiten, Kleinformat, € 9,95 (DE) / € 10,30 (AT) / CHF 14.50
ISBN 978-3-8017-1907-4
Auch als eBook erhältlich

Der Ratgeber klärt über das Krankheitsbild, die Ursachen und Behandlungsmöglichkeiten der Bulimia nervosa auf. Er informiert über erste Selbsthilfemöglichkeiten und hilft den Betroffenen und deren Angehörigen, die Bulimie besser zu verstehen.

www.hogrefe.com

hogrefe